301医院营养专家
消化病饮食一本通

刘英华　张新胜/主编

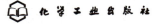

化学工业出版社

·北京·

内容简介

消化系统疾病是临床上的常见病、多发病，包括胃肠道疾病和肝、胆、胰腺疾病等。绝大多数消化系统疾病都与营养、饮食有关。

《301医院营养专家：消化病饮食一本通》通过浅显的语言，全面介绍了消化系统器官医学常识，消化系统与健康，肠道菌群，常见胃部疾病、胰腺疾病、肝胆疾病及肠道疾病饮食营养，消化系统疾病常见治疗饮食及消化系统健康饮食常识，内容科学实用，可读性强。

本书可供消化系统疾病患者及其家属日常查阅，也可供临床医学工作者参考。

图书在版编目（CIP）数据

301医院营养专家：消化病饮食一本通/刘英华，张新胜主编．—北京：化学工业出版社，2021.10
ISBN 978-7-122-39912-0

Ⅰ．①3… Ⅱ．①刘… ②张… Ⅲ．①消化系统疾病-食物疗法 Ⅳ．①R247.1

中国版本图书馆CIP数据核字（2021）第188434号

责任编辑：傅四周　　　　　　　　　　　文字编辑：李平
责任校对：李雨晴　　　　　　　　　　　装帧设计：史利平

出版发行：化学工业出版社（北京市东城区青年湖南街13号　邮政编码100011）
印　　装：三河市延风印装有限公司
710mm×1000mm　1/16　印张14¼　字数211千字　2022年1月北京第1版第1次印刷

购书咨询：010-64518888　　　　　　　售后服务：010-64518899
网　　址：http://www.cip.com.cn
凡购买本书，如有缺损质量问题，本社销售中心负责调换。

定　　价：49.80元　　　　　　　　　　　版权所有　违者必究

编者名单

主　　编　刘英华　张新胜

参　　编（按姓名拼音排序）：

贺　源　　北京世纪坛医院

李惠子　　火箭军特色医学中心

李婧芸　　北京市平谷区医院

刘英华　　解放军总医院第一医学中心

刘　钊　　解放军总医院第一医学中心

欧阳红　　解放军总医院第一医学中心

彭晓慧　　江西省肿瘤医院

彭　燕　　北京市房山区良乡医院

任芳华　　北京小汤山医院

陶　扬　　解放军总医院第一医学中心

王勃诗　　北京大学人民医院

王　巍　　鞍山市中心医院

卫欣欣　　长治市人民医院

杨　霞　　河北大学附属医院

于丽利　　北京航空总医院

张新胜　　解放军总医院第一医学中心

张新霞　　邢台医学高等专科学校第二附属医院

前言

　　消化系统是与营养代谢关系最为密切的系统，食物的消化、吸收和残渣的排泄过程都是在消化系统中完成的。在天然食物中，除水以外，营养素大多以大分子或结合形式存在，不能被人体直接吸收利用，必须先进行消化。如糖类、脂肪和蛋白质由于分子较大，必须在消化道内借助消化液中的消化酶催化水解成小分子后才能被肠壁细胞吸收。在消化系统疾病治疗过程中，针对病因治疗固然十分重要，而通过饮食补充营养素，促进胃肠道功能的恢复是治疗疾病的重要部分，与疾病的治疗效果密切相关。

　　消化系统疾病是临床上的常见病、多发病，包括胃肠道疾病和肝、胆、胰腺疾病等。此外，其他系统疾病或全身性疾病也可引起消化系统疾病或症状。绝大多数消化系统疾病都与营养、饮食有关。消化系统疾病患者因疾病本身的原因其营养风险发生率更高。我国一项多中心、内容全面的营养状况调查显示，住院患者营养不良与营养风险的总发生率分别为12%和35.5%，而国外一所大型综合医院单胃癌晚期患者的营养不良患病率就高达92%。另外，在腹部手术患者营养评估的调查中发现患者在术前营养不良发生率为27%。可见，住院患者营养不良已成为世界范围的问题，消化系统疾病患者营养不良的发生率普遍高于非消化系统疾病患者。营养风险与不利的临床结局密切相关，而合理及时的营养支持能改善这一状况。因此，科学合理的饮食与营养不仅对于预防其营养不良的发生至关重要，而且对患者的康复也起着重要的作用。

　　不管是消化系统疾病的预防，还是消化系统疾病治疗过程，饮食营养都是不可忽视的重要方面。良好的饮食习惯、营养干预会使人保持体力和能量，维持体重和营养素的储存，降低相关治疗所致的副作用，降低并发症的发生，使机体更快更好地愈合和康复。

本书总共9章，结合临床和患者需求，全面介绍了消化系统器官医学常识，消化系统与健康，肠道菌群，常见胃部疾病、胰腺疾病、肝胆疾病及肠道疾病饮食营养，消化系统疾病常见治疗饮食及消化系统健康饮食常识。用浅显易懂的语言，让患者及家属学懂会用，也鼓励相关医务工作者参阅。衷心感谢诸位作者的辛苦付出以及化学工业出版社的大力支持。

由于时间有限，水平有限，本书难免存在一些不足之处，随着营养学研究深入，也必然会出现一些知识需要更新，请广大读者批评指正。

刘英华

2021年6月

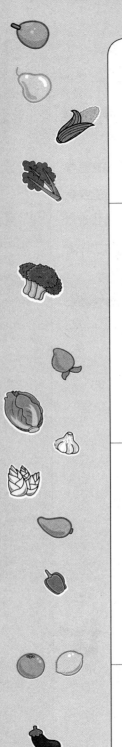

目录

第一章 食物消化脏器介绍 1

第一节 口腔——粉碎食物 /2
第二节 食管——传输食物 /5
第三节 胃——研磨食物 /9
第四节 肝脏——加工营养 /12
第五节 胰腺——合成酶的器官 /17
第六节 胆囊——胆汁仓库 /23
第七节 小肠——消化吸收站 /27
第八节 大肠——排泄废物 /31

第二章 消化系统与健康 35

第一节 病从口入 /36
第二节 消化系统的免疫功能 /45
第三节 消化系统功能紊乱性疾病——肠易激综合征 /47
第四节 食物过敏 /50
第五节 口臭 /55
第六节 酒对胃肠的危害 /57

第三章 肠道菌群 65

第一节 肠道菌群和健康 /66
第二节 肠道菌群的作用 /71
第三节 幽门螺杆菌 /76
第四节 益生菌和益生元 /80
第五节 粪菌移植 /86

第四章
胃部疾病，于食疗益
92

第一节　反流性食管炎饮食　/93
第二节　胃溃疡饮食　/94
第三节　胃炎饮食　/97
第四节　胃大部切除术后饮食　/100

第五章
胰腺疾病，慎重食援
105

第一节　胰腺炎饮食　/106
第二节　胰腺癌饮食　/113

第六章
肝胆疾病，饮食依靠
118

第一节　肝炎饮食　/119
第二节　肝硬化饮食　/125
第三节　脂肪性肝炎饮食　/129
第四节　肝性脑病饮食　/133
第五节　胆石症和胆囊炎饮食　/138

第七章
肠道疾病，饮食为先
143

第一节　十二指肠溃疡饮食　/144
第二节　克罗恩病饮食　/149
第三节　短肠综合征饮食　/154
第四节　溃疡性结肠炎饮食　/159

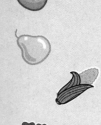

第五节　腹泻饮食　/164
第六节　便秘饮食　/169

第八章
消化系统疾病常见治疗饮食
174

第一节　普食　/175
第二节　软食　/176
第三节　半流食　/177
第四节　流食　/183
第五节　肠内营养制剂　/186

第九章
消化系统健康饮食常识
191

第一节　消化系统的健康钥匙　/192
第二节　冰箱不是食物保险箱　/194
第三节　吃红肉容易患结直肠癌？　/198
第四节　喝牛奶的那些事　/201
第五节　认识酸奶及喝酸奶的好处　/205
第六节　鱼刺卡喉的处理　/206
第七节　抗生素居然导致腹泻？　/208
第八节　减肥别乱吃泻药　/210
第九节　吃完就困是种病？　/211
第十节　肠胃消化不良怎么办？　/213
第十一节　痔疮那些事　/215

附录
218

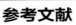

参考文献
220

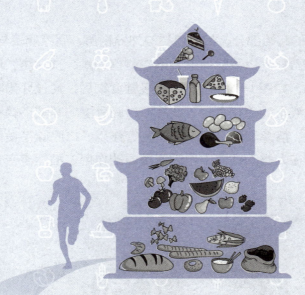

第一章
食物消化脏器介绍

第一节
口腔——粉碎食物

口腔是消化道的起始部分。前借口裂与外界相通，后经咽峡与咽相续。口腔内有牙、舌等器官。口腔的前壁为唇、侧壁为颊、顶为腭、口腔底为黏膜和肌肉等结构，如图1-1所示。口腔接触食物后，通过牙齿咀嚼、研磨食物，并产生唾液帮助消化食物。此外，口腔分泌的唾液还具有快速止血、软化收缩血管、溶解细菌、灭杀微生物等作用。口腔除了发挥消化系统的主要作用外，在人类的交流中也起着重要的作用。虽然声音主要是在

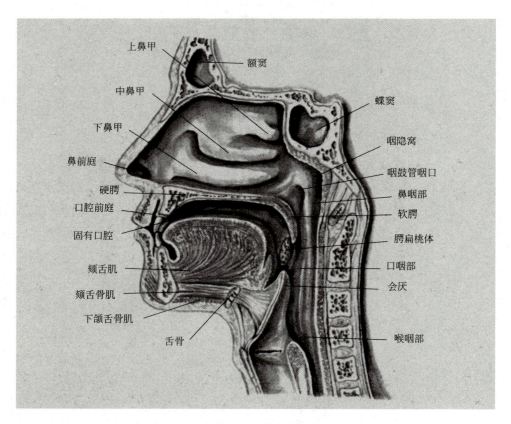

图1-1 口腔解剖图

喉咙中产生的，但是舌头、嘴唇和下腭对发音也产生了重要作用。

口腔借上、下牙弓和牙龈分为前外侧部的口腔前庭和后内侧部的固有口腔，当上、下颌牙咬合时，口腔前庭与固有口腔之间可借第三磨牙后方的间隙相通。临床上当患者牙关紧闭时，可借此通道置开口器或插管，注入药物或营养物质，同时防止舌的咬伤。

口腔健康是世界卫生组织确定的人体健康十大标准之一，是反映人体健康和生命质量的一面镜子。我国口腔卫生工作坚持按照"预防为主，防治结合"的方针，广泛深入地开展大众口腔健康促进活动，提高了群众的口腔保健意识。

饮食营养与口腔的关系也十分密切，走出误区，养成良好的饮食习惯，需要注意以下几点：

1. 细嚼慢咽好处多

细细咀嚼能使食物与唾液充分结合，唾液有帮助和促进食物消化的功能，而且多次咀嚼能把食物磨碎，进入胃中更容易消化吸收。另外，细嚼慢咽可以慢慢品尝到食物的美味，可增进食欲。胃部不适的人应该细嚼慢咽。肥胖的人更应该细嚼慢咽，细嚼慢咽有利于抑制食欲，不至于摄食过多。

2. 口腔溃疡是缺乏营养素吗？

口腔溃疡的发生是多种因素综合作用的结果，除了缺乏维生素之外，还有多种因素都会诱发口腔溃疡，如精神紧张、局部创伤、自身免疫力低下、营养不良、食物因素、激素水平改变、微量元素缺乏等。同时严重的口腔溃疡或者经常性地发生口腔溃疡可能预示着身体存在一些潜在的系统疾病，如十二指肠溃疡、胃溃疡、局限性肠炎、溃疡性结肠炎、B族维生素吸收障碍症等。

口腔溃疡的发生常与缺乏维生素有直接的关系，缺乏维生素会使身体的免疫能力低下，增加发生口腔溃疡的概率。针对口腔溃疡可以采取服用复合维生素B、维生素C以及硫酸锌片等配合治疗，除此之外，增强自身的身体素质，增强抵抗力，也能够预防口腔溃疡的发生。

3. 口中有异味，多用漱口水就行了？

口中有异味（又称口臭）可能是由口腔卫生不佳，导致牙石沉积，加上口腔中原有厌氧菌分解产生腐败坏死气味（硫化氢、吲哚等）造成的。对于已经形成的牙石，是难以用刷牙或漱口方式清除的。根本的方法是去专科医院进行牙周洁治或刮治彻底去除牙石，才能改善口臭状况。

4. 每天刷牙次数越多，牙齿就越健康？

牙齿及口腔组织的健康状况与刷牙次数不成正比。刷牙讲究：掌握时机（饭后以及睡觉之前）；掌握方法（竖刷，倾斜45°加压刷法）；选择含氟牙膏，仔细刷每颗牙的每个面；配合使用牙线剔除相邻牙之间的食物残留，控制牙菌斑在牙面堆积等。认真实施上述综合措施，才能维持牙体硬组织及软组织（牙龈等）的健康。那种只讲次数而方法不当的刷牙方式并不能真正保护牙齿的健康。

5. 哪些饮食可以保持口腔清新？

（1）水

适量喝水能让牙龈保持湿润，刺激分泌唾液。吃完东西后喝水，可顺道带走残留口中的食物残渣，不让细菌得到养分而损害牙齿。建议每天喝6～8杯水，尤其吃过东西之后，如果无法立刻刷牙，切记喝一杯水来清洗口腔，可减少产生龋齿的机会。

（2）薄荷

薄荷叶里含有单萜烯类化合物，可经由血液循环到达肺部，让人在呼吸时感觉气味清新。吃完一顿大鱼大肉之后，喝一杯不加糖的薄荷茶，可以去腻、缓解腹胀感；另外，嚼2～3片新鲜薄荷叶还能去除满嘴的葱、蒜等令人尴尬的气味。

（3）绿茶

绿茶含有大量的氟，氟和牙齿中的磷灰石结合，具有抗酸防龋齿的作用；绿茶中的儿茶素能够减少造成龋齿的变形链球菌数量，同时可除去难闻口气。可以每天喝2～5杯绿茶，建议在用完餐或吃甜点之后饮用。

（4）芹菜等粗纤维食物

芹菜等粗纤维食物就像扫把，可以清理掉牙齿上的部分食物残渣，另外愈是费劲咀嚼就愈能刺激分泌唾液，平衡口腔内的酸碱值，达到自然的抗菌效果。

（5）洋葱

洋葱里含的硫化合物是强有力的抗菌成分，能抑制造成龋齿的变形链球菌等。

第二节
食管——传输食物

食管是消化管道的一部分，上连于咽，沿脊柱椎体下行，穿过膈肌的食管裂孔通入胃。依食管的行程可将其分为颈部、胸部和腹部三段。食管主要由环节肌层（内层）和纵行肌层（外层）组成。这两种肌肉的收缩蠕动，迫使食物进入胃，故食管的主要作用是向胃内推进食物。

一、解剖结构

食管是输送食物的扁圆形肌性管道，位于脊柱的前方。上端于第6颈椎体下缘平面与咽相接，下端穿过膈肌于约第11胸椎左侧与胃的贲门口相连，全长约25cm，从中切牙至食管末端的长度约40～42cm。

食管的黏膜湿润而光滑，呈粉红色，下段食管黏膜略呈浅灰色。黏膜上有7～10条纵行皱襞，凸向内腔，有助于液体下流。

食管的黏膜下层由疏松结缔组织构成，界于黏膜与肌层之间。其中含有较大的血管、神经、淋巴管和食管腺等。

食管肌层分内环、外纵两层，厚约2mm，二层之间夹有弹力纤维，食管上段的肌层属横纹肌，其后方缺乏纵行的肌纤维。在食管的两端环行肌较为发达，类似括约肌。食管中段是横纹肌与平滑肌混合存在的区域，食管下段全由平滑肌组成。食管的外膜由疏松结缔组织构成，富有血管、淋巴管及神经。

另外，食管还有3个生理性狭窄，由相邻结构压迫形成，如图1-2所示。

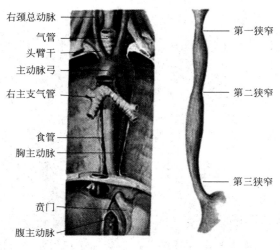

图1-2　食管解剖图

第1狭窄位于食管的起始处，距中切牙约15cm，由环咽肌压迫而成，环咽肌在临床上称为食管上括约肌。

第2狭窄在食管入口以下7cm处，位于左主支气管的后方与之交叉处，相当于胸骨角或第4、5胸椎体之间的水平，距中切牙约25cm。

第3狭窄位于食管经膈处，距中切牙约40cm，围绕食管的膈肌纤维临床上称为食管下括约肌。临床上要想将器械经食管插入胃，了解以上数据是很重要的。

二、食管的功能作用

食管属于肌性管道，具有收缩蠕动功能，迫使食物进入胃，故其主要作用是向胃内推送食物。

三、常见食管疾病

（一）反流性食管炎

反流性食管炎是由胃、十二指肠内容物反流入食管引起的食管炎症性病变，内镜下表现为食管黏膜的破损，即食管糜烂和（或）食管溃疡。反流性食管炎可发生于任何年龄的人群，成人发病率随年龄增长而升高。西方国家的发病率高，而亚洲地区发病率低。这种地域性差异可能与遗传和环境因素有关。但近二十年全球的发病率都有上升趋势。中老年、肥胖、吸烟、饮酒及精神压力大是反流性食管炎的高发因素。

防治方面，除了对因对症治疗外，还应该改变生活方式与饮食习惯：

① 为了减少卧位及夜间反流可将床头抬高15～20cm。
② 避免睡前2h内进食，白天进餐后不宜立即卧床。
③ 注意减少一切引起腹压增高的因素，如肥胖、便秘、紧束腰带等。
④ 应避免进食使食管下括约肌压力降低的食物，如高脂肪食物、巧克力、咖啡、浓茶等。
⑤ 应戒烟及禁酒。
⑥ 应在医生指导下用药，避免乱服药物产生副作用。

（二）吞咽困难

吞咽困难是指食物从口腔至胃、贲门的运送过程中受阻而产生咽部、胸骨后或食管部位的梗阻停滞感觉。对于吞咽困难患者临床医师必须重视，器质性疾病所致的吞咽困难必须与假性吞咽困难相区别。所谓假性吞咽困难是指并无食管梗阻的基础病变，仅仅是患者自觉咽部、胸骨后有异物堵塞感，但往往不能明确指出具体部位，且进食流质或固体食物均无困难，这类患者常伴有神经症的其他症状。吞咽困难是食管癌最常见症状，对任何有吞咽困难者，必须及早明确病因。

（三）食管肿瘤

食管的良性肿瘤有很多类型。平滑肌瘤是最常见的良性食管肿瘤，可为多发性，但大多数患者预后良好。最常见食管恶性肿瘤是鳞状上皮癌，其次是腺癌。其他的食管恶性肿瘤包括淋巴瘤、平滑肌肉瘤和转移性癌。

我国是世界上食管癌高发国家，也是世界上食管癌高死亡率的国家之一。本病的流行病学特点：发病有地区性分布、男性发病率高于女性、中老年人易患。

做好预防工作是降低食管癌发病率的根本措施。从病因学、发病学和临床医学演进的观点出发，预防食管癌的发生发展分为三级预防。一级预防即病因学预防，是降低食管癌发病率的根本途径。主要包括：

① 改变不良的饮食习惯，减少吸烟，减少饮烈性酒，不吃过烫食物，少吃刺激性食物。

② 不吃发霉的食物，减少亚硝酸盐的摄入，少吃或不吃酸菜。霉变的粮食含有多种致癌的毒素，积极开展粮食的防霉去毒工作非常重要，特别应宣传家庭储粮防霉的重要性。

③ 常服用维生素C，可以减少胃内亚硝胺的形成。

④ 积极治疗食管疾病。患食管炎、白斑、息肉、憩室、贲门失弛缓症等，由于组织学改变、功能变异、局部受刺激，容易恶化形成癌症。一定要密切观察、采取有效措施预防和积极治疗。

⑤ 生活在食管癌的高发地区，年龄在40岁以上的男性，平时有食用酸菜、饮酒等习惯，近期出现吞咽困难、胸骨后疼痛或不适，应尽快进行食管脱落细胞学检查、X线钡餐检查、食管镜与活组织检查，以便能够早期发现、早期治疗。

（四）食管憩室

食管憩室是指食管壁局部向肠腔外突出所形成的囊袋状物。按其结构特点分为真性憩室和假性憩室，前者憩室壁具有食管管壁的全层结构，后者仅具有相应部位管壁的黏膜和黏膜下层结构。西方国家发病率较高，可能与其饮食习惯有关。

第三节
胃——研磨食物

一、胃的结构

胃位于上腹部,介于食管和十二指肠之间。胃与食管结合部称为贲门,与十二指肠结合部称为幽门,皆有括约肌控制内容物流向。介于贲门与幽门间的胃右侧称为胃小弯,左侧为胃大弯。胃小弯和胃大弯平均分成三等份的连线将胃分成了三个区:自上而下依次为贲门胃底区、胃体区和胃窦幽门区,如图 1-3 所示。

胃壁由外向内依次为浆膜层、肌层、黏膜层。胃壁的肌层属于平滑肌,由外层的沿胃长轴走行的纵行肌和内层的环形肌组成。黏膜下层结构疏松,血管、淋巴管和神经丛丰富。

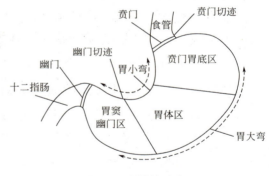

图 1-3　胃结构示意图

胃黏膜由黏膜上皮、固有膜和黏膜肌层组成。黏膜层含有大量胃腺,主要分布在胃底和胃体。胃腺有以下主要分泌细胞:① 壁细胞,主要分泌盐酸和抗贫血因子,是维持胃 pH 的主要分泌细胞。② 主细胞,分泌胃蛋白酶原和凝乳酶原。③ 黏液细胞,主要分泌含碱性因子的黏液。

二、胃的生理功能

(一)胃的运动功能

胃的运动包括容纳、研磨和输送功能。当食物抵达胃后,近端胃,主

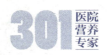

要是胃底和胃体产生容纳性舒张来接纳食物，以避免胃的压力急剧升高。空腹胃的容量约50mL，而其容纳性舒张时，容量可达1000mL，胃内压却无明显上升。当近端胃收缩时，可挤压部分食物进入胃窦与胃液搅拌并研磨，直至食糜颗粒直径约1mm时，幽门括约肌开放，约2～10mL的食糜进入十二指肠，如此反复直至胃排空。胃排空的速度与食物的性质和量有关，也受神经和内分泌激素的调节。

（二）胃液分泌

正常成人每天分泌1500～2500mL胃液。胃液的主要成分为胃酸、酶、黏液、电解质和水。壁细胞分泌盐酸，非壁细胞分泌的成分略偏碱性，钠是主要的阳离子。

胃液分泌分为基础分泌（消化间期分泌）和餐后分泌（消化期分泌）。基础分泌系自然分泌，不受食物刺激，量少。餐后分泌分为三相：① 头相，食物经视觉、味觉、嗅觉刺激神经中枢，兴奋信号经迷走神经下传到胃的壁细胞、主细胞和黏液细胞，使其分泌胃酸、胃蛋白酶和黏液，占胃液分泌量的20%～30%。② 胃相，食物进入胃后，胃扩张引起的物理性刺激和食物接触胃黏膜的化学刺激导致胃液分泌。当胃窦部pH<2.5时，促胃液素释放受到抑制，pH<1.2时，促胃液素释放停止。③ 肠相，食物进入小肠后刺激十二指肠和近端空肠分泌肠促胃液素导致胃液分泌。此作用较弱，仅占胃液分泌量的5%～10%。

三、常见胃部疾病

（一）急性胃炎

急性胃炎是由多种病因引起的胃黏膜急性炎症。临床上急性发病，常表现为上腹部症状。内镜检查可见胃黏膜充血、水肿、出血、糜烂（可伴有浅表溃疡）等一过性病变。病理组织学特征为胃黏膜固有层见到以中性粒细胞为主的炎症细胞浸润。

（二）慢性胃炎

慢性胃炎是由各种病因引起的胃黏膜慢性炎症。根据病理组织学改变和病变在胃的分布部位，结合可能病因，将慢性胃炎分成非萎缩性（以往称浅表性）、萎缩性和特殊类型三大类。慢性非萎缩性胃炎是指不伴有胃黏膜萎缩性改变、胃黏膜层见以淋巴细胞和浆细胞为主的慢性炎症细胞浸润的慢性胃炎。慢性萎缩性胃炎是指胃黏膜已发生了萎缩性改变的慢性胃炎。慢性萎缩性胃炎又可分为多灶萎缩性胃炎和自身免疫性胃炎两大类。前者萎缩性改变在胃内呈多灶性分布，以胃窦为主，多由幽门螺杆菌感染引起的慢性非萎缩性胃炎发展而来；后者萎缩改变主要位于胃体部，多由自身免疫引起的胃体胃炎发展而来。特殊类型胃炎种类很多，由不同病因所致，临床上较少见。

（三）消化性溃疡

消化性溃疡主要指发生在胃和十二指肠的慢性溃疡，即胃溃疡（GU）和十二指肠溃疡（DU），因溃疡形成与胃酸/胃蛋白酶的消化作用有关而得名。溃疡的黏膜缺损超过黏膜肌层，不同于糜烂。

（四）胃癌

胃癌约占胃恶性肿瘤的95％以上。虽然胃癌全球总发病率近年有所下降，但2/3胃癌病例分布在发展中国家，尤以日本、中国及其他东亚国家高发。该病在我国仍是最常见的恶性肿瘤之一，死亡率下降并不明显。我国胃癌的发病率在不同地区之间有很大差异。甘肃、宁夏、青海及东北等地高发，湖南、广西、广东、云南、贵州、四川发病率较低。

饮食因素和胃癌的发生密切相关。多吃新鲜水果和蔬菜、使用冰箱及正确贮藏食物，可降低胃癌的发生。经常食用霉变食品、咸菜、腌制烟熏食品，以及过多摄入食盐，可增加危险性。长期食用含硝酸盐较高的食物后，硝酸盐在胃内被细菌还原成亚硝酸盐，再与胺结合生成致癌物亚硝胺。此外，慢性胃炎及胃部分切除者胃酸分泌减少有利于胃内细菌繁殖。老年人因泌酸腺体萎缩常有胃酸分泌不足，有利于细菌生长。胃内增加的细菌可促进亚硝酸盐类致癌物质产生，长期作用于胃黏膜将导致癌变。

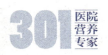

第四节
肝脏——加工营养

一、什么是肝脏？

肝脏是人体内脏中最大的实质性器官，位于人体中的腹部位置，在右侧横膈膜之下，位于胆囊之前端且于右边肾脏的前方，胃的上方。肝脏是人体消化系统中最大的消化腺，成人肝脏的质量，男性为 1230～1450g，女性为 1100～1300g，约占体重的 1/50～1/40，为一红棕色的V字形器官。肝脏是身体内以代谢功能为主的一个器官，并在身体里面起着去氧化、储存肝糖、合成分泌性蛋白质等作用。肝脏也分泌胆汁，既是尿素合成的主要器官，又是新陈代谢的重要器官。肝脏对营养物质的代谢、消化起着非常重要的作用，是人体不可或缺的"营养加工器官"。

二、肝脏的生理功能

（一）解毒功能

肝脏对来自体内和体外的许多非营养性物质如各种药物、毒物以及体内某些代谢产物，具有生物转化作用，通过新陈代谢将它们彻底分解或以原形排出体外，这种作用也被称作"解毒功能"。有毒物质（包括药物）绝大部分在肝脏里被处理后变得无毒或低毒。在严重肝病时，如晚期肝硬化、重型肝炎，肝脏解毒功能减退，体内有毒物质就会蓄积，这不仅对其他器官有损害，还会进一步加重肝脏损害。

（二）代谢功能

代谢功能包括合成代谢、分解代谢和能量代谢。人体每天摄入的食物中含有蛋白质、脂肪、糖类、维生素和矿物质等各种营养物质，这些物质在胃肠内初步消化吸收后被送到肝脏，在肝脏里被分解，蛋白质分解为氨基酸、脂肪分解为脂肪酸、淀粉分解为葡萄糖等。分解后的"小物质"又会根据身体需要再在肝脏内被合成为蛋白质、脂肪和一些特殊的糖类或能量物质等。

（三）分泌胆汁

肝脏具有分泌胆汁的作用，而胆汁可以帮助消化和吸收食物。

（四）造血、储血和调节循环血量

新生儿的肝脏有造血功能，长大后不再造血，但由于血液通过两根血管（门静脉和肝动脉）流入肝脏，同时经过另一根血管（肝静脉）流出肝脏，因此肝脏的血流量很大，肝脏的血容量相应地也很大。如此说来肝脏就像一个仓库，在需要时可以供出一部分血液来，为其他器官所用。

（五）免疫防御功能

肝脏中淋巴细胞含量很高，尤其是在有炎症反应时，血液或其他淋巴组织里的淋巴细胞很快"赶"到肝脏，解决炎症的问题。

（六）肝脏再生功能

肝脏还具有再生的功能，如果切除70%~80%的肝脏，肝脏随着时间的推移可进行自我再生。

三、肝脏在营养物质代谢中的作用

（一）肝脏与糖代谢

1. 实现葡萄糖到糖原及糖原到葡萄糖的双向转化

肝脏作为靶细胞受控于胰岛素、胰高血糖素和肾上腺素的调节。刚吃过饭后，大量的食物经过消化，吸收到体内，血糖含量会显著增加。这时肝脏可以把一部分葡萄糖转变成肝糖原，暂时储存起来，使血糖含量维持在 80～120mg/dL 的范围内。由于细胞进行生理活动要消耗血糖，血糖的含量会逐渐降低，这时，肝脏中的糖原又可以转变成葡萄糖，陆续释放到血液中，使血糖的含量仍然维持在 80～120mg/dL 的范围内。

2. 实现非糖物质到糖原的转化

糖原除了由葡萄糖合成外，还可以由非糖物质如甘油、丙酮酸、乳酸、某些氨基酸等转变而成，由非糖物质转变成糖原的过程称为糖原的异生作用。糖原的异生作用发生在肝脏中。

（二）肝脏与脂肪代谢

1. 肝脏与脂肪的消化

肝细胞分泌的胆汁可以促进脂肪的消化和吸收。肝功能出现障碍时胆汁分泌减少，脂肪消化不良，就出现厌油等症状，所以肝病患者要少吃含脂肪的食物。

2. 肝脏与脂肪的运输

当体内脂肪来源太多时，肝脏就会利用磷脂等原料把多余的脂肪合成脂蛋白从肝脏中运出去。如果肝脏功能不好，或磷脂等合成减少时，脂蛋白的合成受阻，脂肪就不能顺利地从肝脏中运出去，因而造成脂肪在肝脏中堆积，形成脂肪性肝炎。

3. 肝脏与脂肪的再分解

储存在肝脏、肌肉等处的脂肪可再度分解成为甘油和脂肪酸等，也可直接氧化分解生成 CO_2 和 H_2O，释放大量的能量，或转化成糖原等。

（三）肝脏与蛋白质代谢

1. 肝脏与蛋白质合成

肝脏在蛋白质的合成中起重要作用。人体的一般组织细胞都能合成自己的蛋白质，但肝脏除能合成自己的蛋白质以外，还能合成大部分的血浆蛋白（如白蛋白、纤维蛋白等）。据估计，肝脏合成的蛋白质占全身合成蛋白质总量的40%以上，所以患慢性肝炎或严重肝脏病变患者，血液中白蛋白含量显著降低，可引起组织水肿。

2. 肝脏与脱氨基作用及尿素的形成

当细胞内氨基酸含量过多时，可发生脱氨基作用，从而生成含氮部分和不含氮部分。不含氮部分可在细胞内继续氧化分解为CO_2和H_2O或转化为糖和脂肪，含氮部分则在肝细胞中转化为尿素，从而解除NH_3对人体的危害。同转氨基一样，脱氨基作用也主要在肝脏细胞中进行，而且所有细胞脱氨基作用生成的NH_3均需在肝细胞中转化为尿素。因此，肝脏在脱氨基作用及尿素的形成方面发挥着极其重要的作用。

3. 肝脏与氨基转换作用

氨基转换作用也称转氨基作用，是指氨基转移到其他化合物上，从而形成新的氨基酸的过程。转氨基作用可使细胞中氨基酸种类增多，从而满足人体合成蛋白质的需求（有8种氨基酸不可经氨基转换作用而生成）。肝脏细胞中含有大量与氨基转换作用有关的酶，如谷丙转氨酶（GPT）、谷草转氨酶（GOT）等，因此，肝脏是氨基转换作用最活跃的场所。正常肝细胞中的GPT很少进入血液，只有肝脏病变时，由于肝细胞膜通透性增加，或肝细胞坏死，GPT才可以大量进入血液。所以，临床上常用血液中GPT的数值作为诊断肝脏疾病的重要指标之一。

（四）肝脏与维生素代谢

肝脏在维生素的贮存、吸收、运输、改造和利用等方面具有重要作用。肝脏是体内含维生素较多的器官。某些维生素，如维生素A、维生素D、维生素K、维生素B_2、维生素PP、维生素B_6、维生素B_{12}等在体内主要贮存于肝脏，其中，肝脏中维生素A的含量占体内总量的95%。因此，维生素A缺乏形成夜盲症时，食用动物肝脏有较好疗效。

肝脏所分泌的胆汁酸盐可协助脂溶性维生素的吸收，所以肝胆系统疾病，可伴有维生素的吸收障碍。例如严重肝病时，维生素B_1的磷酸化作用受影响，从而引起有关代谢的紊乱，由于维生素K及维生素A的吸收、储存与代谢障碍而表现出血倾向及夜盲症。

肝脏直接参与多种维生素的代谢转化。如将β胡萝卜素转变为维生素A，将维生素D_3转变为25-（OH）D_3。许多维生素在肝脏中参与合成辅酶。例如将尼克酰胺（维生素PP）合成NAD^+及$NADP^+$，将泛酸合成辅酶A，将维生素B_6合成磷酸吡哆醛，将维生素B_2合成FAD以及将维生素B_1合成焦磷酸硫胺素（TPP）等，对机体内的物质代谢起着重要作用。

保护肝脏小贴士

1. 保持正常体重

体重过大会让肝脏工作更辛苦，罹患脂肪性肝炎的概率也会升高。如果全身脂肪减少，肝脏的脂肪也会减少，甚至明显改善肝病患者的肝功能指数。

2. 远离各种可能受血液污染的器具

避免不必要的输血、打针、穿耳洞、刺青，避免和他人共用牙刷、刮胡刀等，以及减少接触可能受到血液污染的器具。

3. 均衡饮食

为求速效减肥，三餐只吃水果，而不吃其他食物，或者是"低糖饮食"——高蛋白、低糖类的饮食组合，这些不均衡的饮食会增加肝脏负担。对肝脏来说，把非糖类转化成能量，比把糖类转化成能量更吃力。均衡的饮食能量来源组合应该是55%～65%的来自糖类的能量（例如米饭、面食），11%～15%的来自蛋白质的能量（例如肉类、豆类），20%～30%的来自脂肪的能量（例如植物油）。

4. 注意饮食卫生

不喝生水，也不要生食海鲜，因为蛤、蚝以及贝类等容易受到甲型肝炎病毒感染。如果要去甲型肝炎高感染区旅游，最好在出发前注射甲型肝炎疫苗。

5. 戒酒

饮入的酒精（乙醇）都要经过肝脏进行代谢，当酒精过多，肝脏的代谢功能下降时，酒精就要经过乙醇脱氢酶的催化作用变成乙醛，而乙醛对人体有巨大的毒性作用，最终人体的肝脏在乙醇和乙醛的作用下形成了酒精性肝病。所以说嗜酒是造成酒精性肝病的最主要原因。

6. 戒烟

吸烟时大量吸入的一氧化碳会妨碍血红蛋白与氧的结合，造成机体缺氧，进一步加重对肝脏的损害。而且，吸烟还大大降低了人体免疫力。对于已经患上脂肪性肝炎的人来说，吸烟还增加了感染各种疾病的机会。

7. 不乱吃药

吃进去的药物都必须经过肝脏解毒。除了医师处方药，避免自行服用其他药物，因为服用多种药物容易产生药物交互作用，影响肝脏代谢药物的能力。肝病患者就医时，应告知医师他目前正在服用的所有药物，以作为医师开处方时的参考。

8. 注意睡眠时间

成年人正常的睡眠时间应该为8h，应该从22点左右开始上床睡觉，凌晨1至3点（凌晨1至3点是养肝血的最佳时间）进入深睡眠状态，反之，就会养不足血。因此我们呼吁尽可能地不要熬夜，如果不得已成了熬夜一族，就应摄取更充足的营养物质保护自己，把熬夜对身体的伤害减到最小。

第五节

胰腺——合成酶的器官

一、什么是胰腺？

胰腺是一个狭长的腺体，横置于腹后壁第1~2腰椎体平面，质地柔软,呈灰红色。胰腺可分胰头、胰颈、胰体、胰尾四部分,如图1-4所示。胰管位于胰实质内,其走行与胰的长轴一致,从胰尾经胰体走向胰头,沿途接受许多小叶间导管,最后于十二指肠降部的后内侧壁内与胆总管汇合成肝胰壶腹,开口于十二指肠大乳头。在胰头上部有时可见一小管,行于胰管上方,称为副胰管,开口于十二指肠小乳头。

胰腺分为外分泌腺和内分泌腺两部分。外分泌腺由腺泡和腺管组成,腺泡分泌胰液,腺管是胰液排出的通道。胰液中含有碳酸氢钠、胰蛋白酶原、脂肪酶、淀粉酶等。胰液通过胰腺管排入十二指肠,有消化蛋白质、脂肪和糖的作用。

内分泌腺由大小不同的细胞团——胰岛所组成,胰岛主要由4种细胞组成:A细胞、B细胞、D细胞、PP细胞。A细胞分泌胰高血糖素,升高血糖;B细胞分泌胰岛素,降低血糖;D细胞分泌生长抑素,以旁分泌的方式抑制A、B细胞的分泌;PP细胞分泌胰多肽,抑制胃肠运动、胰液分泌和胆囊收缩。

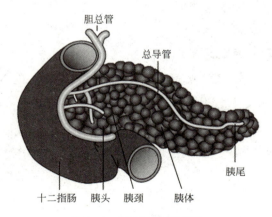

图1-4 胰腺结构示意图

二、胰腺的生理功能

胰腺是一个重要的消化器官,分泌食物消化过程中不可缺少的消化酶;胰腺又是一个重要的内分泌器官,参与调节体内能量的消耗与储备,维持身体的内环境稳定。胰腺的腺泡上皮负责外分泌,而胰岛细胞却具有内分泌功能。

（一）胰腺外分泌

胰腺的外分泌单位由腺泡和胰管构成。腺泡细胞约占胰腺细胞总量的90%，腺泡细胞呈锥形，尖端向着腺泡腔，内含有酶原颗粒。腺泡中央由闰管上皮细胞向腺泡腔内延伸所形成，这些细胞称为泡心细胞，细胞内不含分泌颗粒，向下则延续为高柱状上皮细胞。腺泡细胞中的酶原颗粒的内容物构成胰液中的主要蛋白成分，酶原颗粒及胰液中均含有两种类型的酶：一种是活动状态的酶，如淀粉酶、脂肪酶、胆固醇酯酶、核糖核酸酶等；另一种则是以非活动形式存在的酶原，如蛋白酶、糜蛋白酶、磷脂酶等。

胰腺的腺泡细胞能积极地摄取氨基酸等底物，合成消化酶。胰酶的分泌受神经及体液因素的控制；兴奋副交感神经能增加分泌胰酶的胰液，而阿托品则有抑制作用；胃肠激素中的缩胆囊素－促胰酶素（CCK-PZ）有增加胰酶分泌的效应。

胰液中除了胰酶之外，还含有电解质，胰液中的主要阳离子是Na^+，其浓度约比血浆中浓度高出10mmol/L；K^+的浓度则与血浆相当，胰液中阳离子的浓度比较恒定，并不随胰液的分泌速率而改变。胰液中的主要阴离子是HCO_3^-及Cl^-，其浓度随胰液的分泌速率而改变，当分泌增快时，HCO_3^-的浓度升高，同时Cl^-的浓度降低，因而阴离子的总浓度仍与阳离子的总浓度保持平衡，胰液呈碱性。胰泌素是刺激胰液分泌的强有力激素，血管活性肠肽对胰液分泌亦有一定的刺激作用，但其作用较弱。胰腺分泌液中电解质与胰酶成分间的比率，主要由胰泌素和CCK-PZ二者所调节。

胰液中含有多种消化酶，主要有蛋白水解酶、胰蛋白酶、糜蛋白酶、弹性蛋白酶、羧肽酶A及B、脂解酶、脂肪酶、胆固醇酯酶、磷脂酶A_2、淀粉酶、核苷酸分解酶、核糖核酸酶、脱氧核糖核酸酶。

胰液中的蛋白酶原不具活性。蛋白酶原激活可有两种形式：一是自身的活化；一是由肠激酶激活。肠激酶是一种高分子蛋白质，来自十二指肠和空肠上端的黏膜，其作用是将蛋白酶原末端的一个短的肽链分裂出来，变成具有活性的蛋白酶，继而激活其他酶原。肠激酶只能激活胰蛋白酶原，此作用是有特异性的。激活了的蛋白酶便具有强烈的消化作用。

胰酶合成之后，以酶原颗粒的形式贮存，分泌时，颗粒内的酶原便全部释放，而不是根据何类食物分泌何种酶。因而，酶原颗粒内各种酶的比例在一定条件下是比较固定的。现已有较多材料证明膳食的构成可以影响酶原颗粒及胰液中脂肪酶、蛋白酶、淀粉酶三种酶含量的比例，惯用高脂肪、高蛋白质膳食者，胰液中脂肪酶及蛋白酶含量升高，这可能是不同国家、不同地域的急性胰腺炎临床表现上有明显差别的原因。

（二）胰腺内分泌

胰岛是由内分泌细胞组成的细胞团，分布于腺泡之间。成人胰腺约有100万个胰岛，约占胰腺体积的1.5%，胰尾部的胰岛较多。胰岛大小不一，小的仅由10多个细胞组成，大的有数百个细胞，也可见单个细胞散在于腺泡之间。胰岛细胞呈团索状分布，细胞间有丰富的有孔型毛细血管，细胞释放激素入血。人胰岛主要有A细胞、B细胞、D细胞、PP细胞四种细胞组成。

1. A细胞

A细胞约占胰岛细胞总数的20%，细胞体积较大，多分布在胰岛周边部。电镜下可见A细胞内的分泌颗粒较大，呈圆形或卵圆形，颗粒内的致密核芯常偏于一侧，膜与核芯之间可见一新月形的帽样间隙，内含密度较低的无定形物。A细胞分泌胰高血糖素，故又称胰高血糖素细胞。胰高血糖素是小分子多肽，它的作用是促进肝细胞内的糖原分解为葡萄糖，并抑制糖原合成，故使血糖升高。

2. B细胞

B细胞数量较多，约占胰岛细胞总数的70%，主要位于胰岛的中央部。B细胞内的分泌颗粒大小不一，其结构因动物种属而异，人和鼠等的B细胞颗粒内常见杆状或不规则形晶状致密核芯，核芯与膜之间有较宽的清亮间隙。B细胞分泌胰岛素，故又称胰岛素细胞。胰岛素是含51个氨基酸的多肽，主要作用是促进细胞吸收血液内的葡萄糖作为细胞代谢的主要能量来源，同时也促进肝细胞将葡萄糖合成糖原或转化为脂肪。故胰岛素的作用与胰高血糖素相反，可使血糖降低。这两种激素的协同作用，使血糖水平保持稳定。若胰岛发生病变，B细胞退化，胰岛素分泌不足，可致血糖升高，出现尿糖，即为糖尿病。胰岛B细胞肿瘤或细胞功能亢进，则胰岛素分泌过多，可导致低血糖症。

3. D细胞

D细胞数量少，约占胰岛细胞总数的5%。D细胞散在于A细胞、B细胞之间，并与A细胞、B细胞紧密相贴，细胞间有缝隙连接。D细胞内的分泌颗粒较大，呈圆形或卵圆形，内容物呈细颗粒状，电子密度低。D细胞分泌生长抑素（somatostatin），它以旁分泌方式或经缝隙连接直接作用于邻近的A细胞、B细胞或PP细胞，抑制这些细胞的分泌功能。生长抑素也可进入血液循环对其他细胞功能起调节作用。

4. PP细胞

PP细胞数量很少，除存在于胰岛内，还可见于外分泌部的导管上皮内及腺泡细胞间，胞质内也有分泌颗粒。PP细胞分泌胰多肽，它有抑制胃肠运动和胰液分泌以及胆囊收缩的作用。

三、胰腺在营养物质代谢中的作用

（一）胰岛素与糖代谢

胰岛素能促进葡萄糖进入细胞，促进各种组织利用葡萄糖，同时抑制糖异生作用，从而起到降低血糖、维持机体血糖处于一个稳定状态的作用。当血糖浓度升高时，胰岛素分泌明显增加，从而促进血糖降低。当血糖浓度下降至正常水平时，胰岛素分泌也迅速回到基础水平。在持续高血糖刺激下，胰岛素的分泌可分为3个阶段：血糖升高5min内，胰岛素的分泌可增加10倍，这主要来源于B细胞内贮存的胰岛素释放，因此持续时间不长，5～10min后胰岛素的分泌就会下降50%；血糖升高15min后，出现胰岛素分泌的第二次增多，在2～3h内可达高峰，并持续较长的时间，分泌速率也远大于第一阶段，这主要是激活了B细胞的胰岛素合成酶系，加速其合成和释放；倘若高血糖持续1周左右，胰岛素的分泌可进一步增加，这可能是由长时间的高血糖刺激B细胞增殖而引起的。

胰岛素促进葡萄糖进入细胞是通过促进葡萄糖转运蛋白的合成或/及其内转移来实现的。但在肝脏中不含葡萄糖转移蛋白，葡萄糖进入肝细胞是由于胰岛素促进肝细胞中的葡萄糖转变为葡萄糖-6-磷酸，使肝脏中游离葡萄糖浓度下降，从而使葡萄糖自由扩散进入其中。

（二）胰岛素与脂肪代谢

胰岛素能够促进脂肪的合成，并抑制脂肪分解，从而达到降低甘油三酯、胆固醇、低密度脂蛋白及游离脂肪酸的目的。同时，胰岛素抑制脂肪酸及氨基酸向酮体转化，加速酮体利用，降低血酮。脂肪分解产生游离脂肪酸对血糖平衡也产生影响，它能降低机体对胰岛素的敏感性，增加肝糖输出，造成肝及周围组织对胰岛素的抵抗，使血糖水平升高，从而间接刺激胰岛素的分泌。

（三）胰岛素与蛋白质代谢

胰岛素能促进氨基酸通过细胞膜进入细胞，并促进合成蛋白质的mRNA的生成，从而使蛋白质的生成增加，分解减少。血液中氨基酸浓度升高也会引起胰岛素分泌的增加。精氨酸、赖氨酸、亮氨酸和苯丙氨酸均有较强的刺激胰岛素分泌的作用，并且氨基酸还能增强葡萄糖对胰岛素分泌的刺激。另外，蛋白餐或静脉注入各种氨基酸的试验证明，氨基酸能促进胰高血糖素的分泌。血液中氨基酸增多一方面促进胰岛素释放，可使血糖降低；另一方面还能同时刺激胰高血糖素分泌，避免血糖降得过低，这对防止低血糖有一定的生理意义。

> **保护胰腺小贴士**
>
> 1. 饮食适当
>
> 饮酒和吃高脂肪的食物是引起慢性胰腺炎急性发作或迁延难愈的

重要原因，因此一定要禁酒，少吃肥肉，特别是不应一次进食大量高脂肪、高蛋白质食物。暴饮暴食是引起急性坏死性胰腺炎的重要原因。

2. 降低血脂

控制进食量，使体重保持在正常范围内；采用低脂低胆固醇膳食；动物性食物可选择瘦肉、去皮禽类，可全天摄入肉类2～3两（1两=50g），推荐经常食用鱼类（可每周2次，特别是海鱼），可用大豆及其制品来代替部分肉类；食用富含膳食纤维的食物（全麦、大麦、燕麦、蔬菜和水果等）；多吃富含维生素、无机盐的食物（最好每天进食新鲜蔬菜及水果达500g以上，并注意增加深色或绿色蔬菜比例）；坚持低盐饮食，每日食盐摄入量在6g以下；改进烹调方法（多采用蒸、煮、炖、汆、熬等少油的烹调方法，少用油炸、油煎等方法）。

3. 谨慎用药

激素、氢氯噻嗪、硫唑嘌呤、异烟肼、吲哚美辛等药均可以诱发胰腺炎，应谨慎使用。

4. 积极治疗相关疾病

若发现其病变与胰腺炎发病有关，应及早治疗。提高机体抗病能力，及早、彻底治疗可能并发急性胰腺炎的感染性疾病，如伤寒、肝炎、败血症、肠病毒感染等。

第六节
胆囊——胆汁仓库

一、什么是胆囊？

胆囊是位于右方肋骨下肝脏后方的梨形囊袋构造（肝的胆囊窝内），有浓缩和储存胆汁作用。胆囊分底、体、颈、管四部，颈部连胆囊管。胆囊壁由黏膜、肌层和外膜三层组成。胆囊内面以黏膜覆盖，有发达的皱襞。胆囊收缩排空时，皱襞高大而分支；胆囊充盈时，皱襞减少变矮。黏膜上皮为单层柱状。细胞游离面有许多微绒毛，胞质内线粒体和粗面内质网较发达，顶部胞质内可见少量黏液颗粒。固有层为薄层结缔组织，有较丰富的血管、淋巴管和弹性纤维。皱襞之间的上皮常向固有层内延伸，形成深陷的黏膜窦。黏膜窦类似黏液腺，可分泌黏液。肌层较薄，肌纤维排列不规则，有斜行、环行、纵行等。外膜较厚，为疏松结缔组织，含血管、淋巴管和神经等，外膜表面大部覆以浆膜。

胆囊管连接胆囊、肝胆管和胆总管，胆囊通过胆管与胆总管相连，其黏膜有许多螺旋形皱襞，黏膜的单层柱状上皮内散在少量杯状细胞。固有层内有黏液腺，肌层较厚，以环行为主。

肝脏产生的胆汁经肝管排出，一般先在胆囊内贮存，胆囊腔的容积约40～60mL。上皮细胞吸收胆汁中的水和无机盐（主要是Na^+），经细胞侧面的质膜转运至上皮细胞间隙内，间隙的宽度可因吸收液体的量而变化，吸收的水和无机盐通过基膜进入固有层的血管和淋巴管内。胆囊的收缩排空受激素的调节，进食后尤其在进食高脂肪食物后，小肠内分泌细胞分泌胆囊收缩素，经血流至胆囊，刺激胆囊肌层收缩，排出胆汁。

二、胆囊的生理功能

（一）储存胆汁

非消化期间胆汁储存在胆囊内，当消化需要的时候，再由胆囊排出，所以胆囊被称为"胆汁仓库"。同时又起到缓冲胆道压力的作用。

（二）浓缩胆汁

金黄色碱性胆汁中的大部分水和电解质，由胆囊黏膜吸收返回到血液，留下胆汁中有效成分储存在胆囊内，变成棕黄色或墨绿色呈弱酸性的胆囊胆汁。

（三）分泌黏液

胆囊黏膜每小时分泌约20mL黏液性物质，主要是黏蛋白，可保护和润滑胆囊黏膜免受胆汁的溶解，并使胆汁容易通过胆囊管。胆囊管梗阻，胆汁中胆红素被吸收，胆囊黏膜分泌黏液增加，胆囊内积存的液体呈无色透明,称"白胆汁"。积存"白胆汁"的胆囊称胆囊积水。

(四)胆汁排空

胆汁排出受体液因素和神经系统的调节,进食3~5min后,胆囊收缩素含量增加,胆囊收缩素有收缩胆囊和舒张胆总管下端及Oddi括约肌的作用。胆囊收缩后可产生2.94kPa的内压,促使胆汁排至十二指肠,以助脂肪的消化和吸收,在排出胆汁同时,也将胆道内的细菌与胆汁一起排出体外。一般来讲,进食脂肪半小时,胆囊即可排空。但胆囊炎或Oddi括约肌功能失调时,胆汁排出出现障碍,胆汁淤滞,固体成分沉淀,成为息肉或结石的成因之一。

(五)免疫功能

胆囊不仅具有贮存、浓缩和收缩功能,而且还有分泌和免疫功能。胆囊每天可分泌20mL的白色液体,科学实验表明,此种液体乃由胆囊黏膜固有层分泌的免疫球蛋白A(IgA)组成,而且胆囊内IgA的浓度远远高于血液,具有保护肠道黏膜不受次级胆酸等侵犯的作用。胆囊黏膜具有分泌IgA抗体的功能,胆囊成为肠道免疫球蛋白的主要供给来源,因而是具有保护性抗体的主要器官,这对于胆道系统的免疫防御具有重要意义。

三、胆汁在营养物质代谢中的作用

(一)胆汁酸在葡萄糖代谢中的作用

胆汁酸通过不同机制调节葡萄糖代谢。研究显示,2型糖尿病患者餐后血浆胆汁酸水平较血糖正常者明显升高。胰岛素能抑制胆汁酸合成的限速酶,从而减少胆汁酸的合成,而葡萄糖能刺激该酶,从而增加胆汁酸的合成。研究发现,牛磺酸结合的熊脱氧胆酸能够改善肥胖者胰岛素的敏感性,而胆汁酸的螯合剂考来烯胺能降低2型糖尿病患者血浆葡萄糖水平、减少尿糖的排泄、降低糖化血红蛋白水平。

（二）胆汁酸在脂质代谢中的作用

脂质代谢直接对机体内能量稳态和生理功能的正常运转产生影响。胆汁酸作为胆固醇在肝脏中分解代谢的终产物，具有基本的双重功能：一是作为消化液，促进脂质（胆固醇、磷脂类、脂肪酸）与脂溶性维生素的消化和吸收。胆汁酸有亲水和疏水两个侧面，具有较强的界面活性，能降低油水之间的界面张力，促进脂质乳化，同时能够扩大脂肪和脂肪酶之间的接触面积，加速脂质的消化吸收。二是作为消化液，将体内某些代谢产物（胆色素、胆固醇、卵磷脂、IgA与维生素E等）及经肝脏生物转化的非营养物质（重金属与毒素等）排入肠腔，随粪便排出体外。

（三）胆汁酸在胆固醇代谢中的作用

胆汁酸的合成及排泄是胆固醇排出体外的主要通路，在胆固醇的代谢调节中发挥着重要作用。清除掉多余的胆固醇对于所有动物来说都非常重要，尤其是在胆固醇摄入过多时。机体内胆固醇增高将促进肝脏胆汁酸受体（FXR）的表达，使肝细胞分泌胆汁酸增加，促进胆汁酸经肠道的排泄，减轻了胆汁酸对肝脏的损害。FXR表达增加使胆固醇转变为胆汁酸的作用增强，促进了体内胆固醇经肝脏的排泄。由于肝脏合成胆汁酸的主要原料来自高密度脂蛋白胆固醇中的胆固醇，胆汁酸形成的增加则加速了高密度脂蛋白胆固醇中胆固醇的转移。近年来研究发现，胆汁酸还作为一种激素，通过改变胆固醇合成过程中的限速酶的转录与表达来参与胆固醇的代谢。

保护胆囊小贴士

1. 有规律地进食

规律地进食是预防结石的好方法。在没有进食的时候，胆囊当中充满胆汁，胆囊黏膜吸收水分使胆汁变浓，这样胆固醇/卵磷脂大泡容易形成，胆汁黏稠度也会增加，会形成胆泥。如果进食，当食物进入十二指肠时反应性地分泌胆囊收缩激素，使胆囊收缩，这时大量黏稠和含有胆泥的胆汁被排出到达肠道内，因此可以防止结石的形成。

2.适度营养

胆固醇结石的形成和胆汁中含有较多量的胆固醇有关,应适当限制饮食中脂肪和胆固醇的含量。吃得过多,特别是食物中有较多的脂肪和胆固醇,就会使胆汁中胆固醇的浓度增高,会促使胆固醇结石的形成。

3.保证摄入足够量的蛋白质

蛋白质是维持我们身体健康所必需的一种营养物质。据研究,蛋白质摄入量的长期不足,与胆色素结石的形成有关。因此,保证饮食中有足够的蛋白质,就会有助于预防胆色素结石的发生。

4.讲究卫生,防止肠道蛔虫的感染

养成良好的卫生习惯,饭前便后要洗手,生吃瓜果必须洗净,搞好环境卫生等,是预防蛔虫病的有效措施,因而对预防胆色素结石也很有帮助。积极治疗肠蛔虫症和胆道蛔虫症,发现肠蛔虫症后,应及时服用驱虫药,以免蛔虫钻入胆道,万一得了胆道蛔虫症,更应积极治疗,以防日久发生胆色素结石。

第七节
小肠——消化吸收站

一、小肠的解剖结构

小肠包括十二指肠、空肠和回肠,长度为5~7m,约为身长的4倍,但存在个体差异(图1-5)。

其中十二指肠是小肠上段的一部分,总长度20~25cm,管径4~5cm,是小肠中长度最短、管径最大、位置最深且最为固定的小肠段,其上段始于幽门,下端

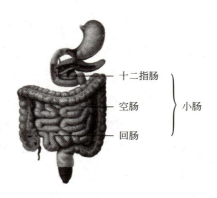

图1-5　小肠结构示意图

至十二指肠空肠曲接续空肠。胰管与胆总管均开口于十二指肠，它既接受胃液，又接收胰液和胆汁的注入，所以，十二指肠的消化功能十分重要。

空肠与回肠占据结肠下区的大部，上段是空肠，下段是回肠，空肠占近侧2/5，回肠占远侧3/5，末端连接盲肠。

二、小肠内的消化液

小肠内的消化液包括胰液、胆汁和小肠液。

（一）胰液

胰液含胰淀粉酶、胰脂肪酶、胰蛋白酶和糜蛋白酶。

① 胰淀粉酶：能水解生和熟的淀粉，消化产物为糊精、麦芽糖。

② 胰脂肪酶：能分解甘油三酯为脂肪酸、甘油单酯和甘油。胰液中还含有一定量的胆固醇酯酶和磷脂酶A，可分别水解胆固醇酯和卵磷脂。

③ 胰蛋白酶和糜蛋白酶：均以无活性的酶原形式存在于胰液中，肠液中的肠激酶激活胰蛋白酶原，使其变为有活性的胰蛋白酶；糜蛋白酶原在胰蛋白酶作用下转化为有活性的糜蛋白酶。

由于胰液含有水解糖、脂肪和蛋白质三类营养物质的消化酶，因而是最重要的消化液。

（二）胆汁

胆汁的主要作用如下。

① 促进脂肪的消化：胆汁中的胆盐、卵磷脂和胆固醇等均可作为乳化剂，降低脂肪的表面张力，使脂肪乳化成微滴分散在水性的肠液中，因而可增加胰脂肪酶的作用面积，促进脂肪的分解消化。

② 促进脂肪和脂溶性维生素A、维生素D、维生素E、维生素K的吸收。

③ 中和胃酸及促进胆汁自身分泌：胆汁排入十二指肠后，可中和一部分胃酸；进入小肠的胆盐绝大部分由回肠黏膜吸收入血，通过门静脉回到肝脏再形成胆汁，这一过程称为胆盐的肠肝循环。返回到肝脏的胆盐有刺激肝胆汁分泌的作用，称为胆盐的利胆作用。

（三）小肠液

小肠内有两种腺体，即位于十二指肠黏膜下层的十二指肠腺和分布于整个小肠黏膜层的小肠腺。前者又称勃氏腺，分泌含黏蛋白的碱性液体，黏稠度很高，其主要作用是保护十二指肠黏膜上皮，使之免受胃酸侵蚀；后者称为李氏腺，分布于全部小肠的黏膜层内，其分泌液为小肠液的主要部分。

小肠液的分泌量变化范围很大，成年人每日分泌量为1～3L。大量的小肠液可稀释消化产物，使其渗透压下降，有利于吸收。

小肠腺可以分泌肠激酶，它能将胰液中的胰蛋白酶原活化为胰蛋白酶，以利于蛋白质的消化。

三、小肠内消化

食糜由胃进入十二指肠后便开始在小肠内消化。

小肠内消化是整个消化过程中最重要的阶段。食物在小肠内停留的时间随食物的性质而有所不同，混合性食物一般在小肠内停留3～8h。

在这里，食糜受到胰液、胆汁和小肠液的化学性消化以及小肠运动的机械性消化，许多营养物质也都在此处被吸收，因而食物在经过小肠后消化过程基本完成，未被消化的食物残渣从小肠进入大肠。

四、小肠内吸收

消化道不同部位的吸收能力和吸收速度是不同的，这主要取决于各部分消化道的组织结构，以及食物在各部位被消化的程度和停留的时间。食物在口腔和食管内一般不被吸收。食物在胃内的吸收也很少，胃仅能吸收乙醇和少量水。

小肠内面黏膜具有许多环状皱襞，皱襞上有大量绒毛。每一条绒毛的外面有一层柱状上皮细胞，而每一柱状上皮细胞的顶端膜上约有1700条微绒毛。环状皱襞、绒毛和微绒毛的存在，最终使小肠的吸收面积比同样长短的简单圆筒的面积增加约600倍，可达200～250m^2。小肠除具有巨大的吸收面积外，食物在小肠内停留的时间较长（3～8h），以及食物在小肠内已被消化为适于吸收的小分子物质。这些都是小肠在吸收中发挥作用的有利条件。

小肠是吸收的主要部位，糖类、蛋白质和脂肪的消化产物大部分在十二指肠和空肠被吸收，回肠具有其独特的功能，即能主动吸收胆盐和维生素B_{12}。食物中大部分营养在到达回肠时，通常已被吸收完毕，因此回肠乃是吸收功能的储备部分。小肠内容物在进入大肠后可吸收的物质已非常少。

在小肠中被吸收的物质不仅包括经口摄入的食物和水，还包括各种消化腺分泌入消化道的水、无机盐和某些有机成分。以水为例，人体每日分泌入消化道内的各种消化液总量可达6～8L，每日还饮水1～2L，而每日由粪便中排出的水仅150mL，小肠每日回收体内的液体量可达8L以上。小肠每日还可吸收数百克糖类，100g以上脂肪，50～100g氨基酸，50～100g离子等。实际上，小肠的吸收能力远超过这些数字，因而具有巨大的储备能力。大部分维生素在小肠上段被吸收，只有维生素B_{12}在回肠被吸收。

综上，人体摄入的食物和水，大部分在小肠被消化吸收，所以，小肠是人体的消化吸收站。

五、短肠综合征

（一）什么是短肠综合征？

短肠综合征是指大段小肠切除后，残存的功能性肠管不能维持患者营养需要的吸收不良综合征。其症状的轻重主要取决于残留小肠的长度及保留肠道的具体部位。一般认为，少于50%小肠被切除可不出现短肠综合征，而剩余小肠＜100cm则会出现消化吸收不良的症状。

（二）临床表现

由于大部分小肠切除后，机体不能吸收足够的营养以维持生理代谢需要，导致机体处于营养不足的状况，如腹泻、体重减轻、贫血、低蛋白血症和进行性蛋白质－热量营养不良等，继而出现代谢功能障碍、免疫功能下降、器官功能衰竭等。

（三）营养治疗

① 肠外营养（失代偿期）：早期完全禁食、禁水，尽早进行腔静脉置管，补充液体、电解质等，开始肠外营养。

② 肠内营养（代偿期）：急性失代偿期症状逐渐消退，肠液丢失量减少，或者能为药物所控制时即可在肠外营养基础上开始肠内营养。

③ 日常经口饮食时，应提供高糖、高蛋白质、低脂肪（供能比例 60 : 20 : 20）和低渣的膳食，并注意添加维生素、微量元素。少食用高脂肪、高纤维、辛辣刺激性食物，如动物脂肪、韭菜、咖喱等。

 小贴士

关于无肠女的故事

1986年2月14日，上海，有7个月身孕的周女士因腹痛就诊，次日上午检查发现胎儿不幸夭折，剧痛不止的周女士被送往中山医院就诊。手术发现全部小肠和部分结肠坏死，全部切除坏死肠管后，周女士成了一位"无肠女"。因为小肠全部切除后导致小肠的消化吸收功能也随之丧失，没有营养物质的吸收，患者将无法生存。术后采用全静脉营养支持来延续她的生命。1992年4月8日，全球首例靠全静脉营养液维持生命的孕妇（周女士）产子。2016年6月3日，周女士去世。

第八节
大肠——排泄废物

一、大肠的解剖结构

大肠包括盲肠、阑尾、结肠、直肠和肛管5部分（图1-6）。

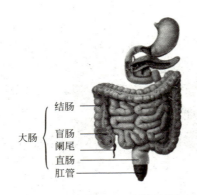

图1-6 大肠结构示意图

盲肠是大肠的起始部,粗而短,一般长约6~8cm,是大肠各段中最短的。盲肠的下端以膨大的盲端开始,与回肠末端相连而延续为升结肠。盲肠附有一条游离细长的肠管,称阑尾。在盲肠和升结肠相移行处有回肠末端的开口,称此口为回盲口,回肠末端的环形肌层在回盲口增厚。增厚的环形肌具有括约肌功能,不仅能防止大肠内容物反流回小肠,同时也可控制食糜不致过快地进入大肠,以使食糜在小肠内得到充分的消化和吸收。

结肠按其行程分为升结肠、横结肠、降结肠和乙状结肠。升结肠长约15cm,横结肠长约50cm,降结肠长约25cm,乙状结肠长约40cm。直肠是消化管位于盆腔下部的一段,全长10~14cm。肛管的上界为直肠穿过盆膈的平面,下界为肛门,长约4cm。

二、大肠液的分泌

大肠液是由在肠黏膜表面的柱状上皮细胞及杯状细胞分泌的。大肠的分泌物富含黏液和HCO_3^-。大肠液中可能含有少量二肽酶和淀粉酶,但它们对物质的分解作用不大。大肠液中发挥主要作用的是黏液蛋白,它能保护肠黏膜和润滑粪便。大肠液的分泌主要由食物残渣对肠壁的机械性刺激而引起。

三、大肠内消化

人类的大肠没有重要的消化活动,大肠的主要功能在于吸收水分和无机盐,同时还为消化吸收后的食物残渣提供暂时储存场所,并将食物残渣转变为粪便。

大肠的运动少而慢，对刺激的反应比较迟缓，这些特点与大肠作为粪便的暂时储存场所相适应。

四、排便

食物残渣在结肠内停留时间较长，一般在十小时以上。在这一过程中，食物残渣中的一部分水分被结肠黏膜吸收，剩余部分经结肠内细菌的发酵和腐败作用后形成粪便。粪便中除食物残渣外，还包括脱落的肠上皮细胞和大量的细菌。

正常人的直肠内通常没有粪便，当肠蠕动将粪便推入直肠时，可通过一系列刺激和神经传导到大脑皮层引起便意。若条件许可，即可发生排便反射。通过神经传导，肛门内外括约肌舒张，粪便被排出体外。同时腹肌和膈肌收缩，腹内压增加，也有助于粪便的排出。正常人的直肠对粪便的机械性刺激具有一定的感觉阈，当达到此感觉阈时即可产生便意。但若在粪便刺激直肠时，环境和条件不适宜排便，便意可受大脑皮层的抑制。人们若对便意经常予以制止，将使直肠对粪便刺激逐渐失去正常的敏感性，即感觉阈升高，加之粪便在结肠内停留过久，水分吸收过多而变得干硬，引起排便困难，这就是产生功能性便秘最常见的原因。

五、大肠内细菌的活动

大肠内有大量细菌，大多是大肠埃希菌、葡萄球菌等，主要来自食物和空气。这些细菌通常不致病。细菌体内含有能分解食物残渣的酶，它们对糖及脂肪的分解称为发酵，对蛋白质的分解称为腐败。此外，大肠内的细菌还能利用肠内较为简单的物质合成B族维生素和维生素K，这些维生素可被人体吸收利用。

六、大肠的吸收功能

每日从小肠进入大肠的内容物有1000～1500mL，大肠黏膜对水和电解质有很强的吸收能力，因而大肠中的水和电解质大部分被吸收，仅约150mL和少量Na^+、Cl^-随粪便排出。若粪便在大肠内停留时间过长，大肠内的水被进一步吸收，可使粪便变得干硬而引起便秘。当进入大肠的液体过多或大肠吸收能力下降时，则可因水不能被正常吸收而引起腹泻。

大肠能吸收肠内细菌合成的B族维生素和维生素K，以补充食物中维生素摄入的不足；此外大肠也能吸收由细菌分解食物残渣而产生的短链脂肪酸，如乙酸、丙酸和丁酸等。

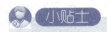

直肠灌药

由于大肠的吸收能力很强，临床也采用直肠灌药的方式作为给药途径。

七、食物中纤维素对肠功能的影响

食物中纤维素对肠功能和胃肠疾病具有重要影响，近年来已受到医学界的重视。一般认为，适当增加食物中纤维素的含量有益于增进健康，可预防便秘、痔疮、结肠癌等疾病的发生。食物中的纤维素对肠功能的影响主要有：① 多糖纤维能与水结合而形成凝胶，可限制水的吸收，增加粪便的体积，有利于粪便的排出；② 纤维素能刺激肠运动，缩短粪便在大肠内停留的时间，以减少有害物质对胃肠和整个机体的毒害作用；③ 纤维素可降低食物中热量的比例，减少含高能量物质的摄取，有助于纠正不正常的肥胖。

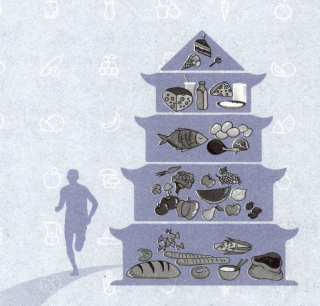

第二章

消化系统与健康

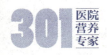 消化病饮食一本通

第一节
病从口入

俗话说"病从口入",可见"吃"和疾病有着密切关系,这是因为人体除了皮肤、呼吸道之外,还通过消化道与外界"亲密接触"。如果将消化系统摊平,其面积可覆盖一个网球场,吃进去的食物,就是在这个"网球场"里被人体消化、分解、吸收,形成粪便残渣排出体外。当人体摄取的食物不合适或膳食结构不合理,或吃进有毒有害物质超出了消化系统的清除能力,则可能导致疾病的发生。从口入的病最常见的有三大类:慢性非传染性疾病、食物中毒、肠道传染病。

一、慢性非传染性疾病

(一)脂肪性肝炎、慢性胆囊炎、胆石症

这几类疾病的危险因素相同,包括肥胖、胰岛素抵抗、糖尿病等,而这些危险因素的发生均与膳食结构和饮食习惯有密切关系,包括过多饱和脂肪酸、胆固醇、酒精、单糖、果糖的摄取,以及粗杂粮、新鲜蔬菜、豆类等含膳食纤维丰富的食材食用频次和量不够,活动量不足,过度地节食,不合理地减重等。

(二)慢性胃炎和消化性溃疡

慢性胃炎和消化性溃疡最常见的原因是幽门螺杆菌感染。

大量饮用高浓度的酒精可损害胃黏膜,加重消化性溃疡症状,并阻碍溃疡愈合。

咖啡和咖啡因刺激胃酸分泌,可能也降低食管下括约肌压力;虽然喝咖啡后会增加胃酸分泌,产生不适症状,但它不是消化性溃疡的致病因素。

大量吃某些辛辣刺激食物或调味品,比如红辣椒粉、辣椒和黑胡椒,

可增加胃酸分泌并引起一过性的小范围浅表糜烂和黏膜内层炎症，同时改变胃肠道的通透性或蠕动。尤其在与酒精同时摄入时更明显。因此口味过重可不行，尤其大量辛辣食物的集中摄取，是万万不可取的。

研究表明，绿茶、西蓝花、芽菜、黑加仑油和泡菜（发酵卷心菜）有利于抑制幽门螺杆菌。规律地食用以上食物，将有利于慢性胃炎和消化性溃疡的预防。

益生菌包括乳酸杆菌和双歧杆菌也被研究用于预防、治疗和根除幽门螺杆菌（感染）。

（三）消化道肿瘤

消化道肿瘤包括胃癌、肝癌、结直肠癌、胰腺癌、胆囊癌等。癌症的病因至今尚不完全清楚，现在的共识是，引起人类肿瘤发生的因素中有85%以上为包括生活方式在内的环境因素。可能引起癌症的环境因素包括电离辐射在内的物理因素，吸烟、食品污染、环境污染等化学因素，以及生物因素，比如乙型肝炎病毒、丙型肝炎病毒感染均与肝癌发生密切相关，幽门螺杆菌感染与胃癌和胃癌癌前病变关系密切。在诸多环境因素中，饮食对癌症发生发展的影响可能最为重要。膳食和营养素主要影响癌症的启动和促进过程，合理膳食和平衡营养可延缓和阻碍癌症启动、促进过程的进展。最新的一些研究也表明，膳食结构会影响一些癌基因的表达。

经口致癌危险因素如下。

（1）食物中的污染物

熏制、烤制食物如熏鱼、腊肉、烤鸭、烤焦的鱼皮中含有致癌物苯并芘。柏油路上晾晒粮食，使用油墨未干的食物包装纸，可导致食物被苯并芘污染。有机氯农药残留的蔬菜。

（2）食品添加剂

有些食品添加剂虽允许添加（比如硝酸盐和亚硝酸盐），但过量食用可能存在潜在致癌风险。发色剂亚硝酸盐加入肉肠制品中不仅可使肉制品颜色鲜亮，还可抑制肉制品中微生物繁殖，但过量食用对动物具有较强的致癌作用，同时也是人类可能的致癌物，因此，应该尽量选择其他的食品添加剂替代品，并不得将其用于儿童食品。同样的还有人工合成色素等。

（3）食品中的天然致癌物

黄曲霉毒素是最强的致肝癌物质。容易受污染的主要食物有玉米、花生、大米，干果类如核桃、杏仁、榛子，干咸鱼以及干辣椒。

（4）食物加工过程中产生的致癌物

高温油炸食物，不论是淀粉类、蛋白质类还是脂类食物，比如炸薯片、烤肉，都容易含有致癌物。所以烤箱温度以低于180℃为宜，油炸食物时注意控制温度和时间，油温应低于160℃，以不冒烟为宜，烧烤淀粉类食物应避免食物颜色发黄。

腌制、泡制食物在制作过程中易产生亚硝胺等致癌物质。泡制时间在4h以内或1个月以上的泡菜亚硝酸盐含量最少，吃起来比较安全。另外，加入白醋、大蒜等抑菌成分也可以减少亚硝酸盐产生。

（5）不平衡膳食及不良饮食习惯

营养素摄入不足和摄取过量均和癌症相关，尤其是食管癌、胃癌、肝癌、结直肠癌等。维生素A和胡萝卜素缺乏易引起消化系统出现异常增生、分化不良等癌前改变。B族维生素和硒的缺乏可导致各类消化道肿瘤的发生风险增加。膳食纤维摄入不足可导致结直肠癌、胰腺癌的发生危险性增加。

食盐摄取过多可增加胃癌的风险，食盐本身并非致癌物，但高盐食物可导致胃黏膜保护层损伤，引起慢性炎症反应及癌前病变，并促进幽门螺杆菌感染。

不良饮食习惯，如过量饮酒与八个部位肿瘤（舌癌、口腔癌、咽喉癌、食管癌、胃癌、胰腺癌、肺癌、肾癌）发生有密切关系。酒精致癌的机制可能与其造成消化道黏膜损伤，使致癌物容易被吸收，并能抑制人体的免疫功能，造成人体营养缺乏有关。吃过热的食物、进食过快、食物咀嚼不细等都可能损伤口腔和食管黏膜，产生慢性炎症，久之引起基因突变、细胞癌变。

世界肿瘤研究的权威专家对肿瘤与食物、营养等之间关系的大量研究证据进行分析，在2007年再版的《食物、营养、身体活动和癌症的预防》中，提出了针对普通人群的8条建议：

① 维持健康体重。

② 将身体活动作为日常生活的一部分。

③ 少吃高能量的食物，避免饮用含糖饮料，尽量少吃快餐。

④ 每天至少吃5份（总量至少400g）不同种类的非淀粉类蔬菜和水果，每餐主食都要包括1/3～1/2的全谷类或杂豆类，限制精加工的淀粉性食物。

⑤ 每周摄入猪肉、牛肉、羊肉等红肉的量要少于500g，尽可能少吃加工的肉类制品，如熏肉、咸肉、火腿等。

⑥ 比较充分的证据证明，各种类型的含酒精饮料是许多癌症的病因。如果喝酒，男性每天不超过2份（1份酒约含15～20g酒精）。

⑦ 每天保证盐的摄入量低于6g，避免摄入腌制、盐腌或咸的食物，不吃发霉的谷类或豆类。

⑧ 不推荐使用维生素等膳食补充剂预防肿瘤，但在患某些营养素缺乏病或膳食摄入不足时应适当补充。

（四）其他慢性病

1. 龋齿

食物中的淀粉经唾液消化变成单分子的葡萄糖，这些葡萄糖经口腔中某些细菌作用生成酸，从而引起牙体组织的破坏，出现龋齿。糖类中蔗糖最易致龋，一些糖制品如蜂蜜、糖蜜、红糖、糖浆及糖块等有较强的潜在致龋性。食物中的纤维素，可增强口腔的咀嚼作用，并可清除附着于牙缝间隙的食物残渣与糖类，使口腔细菌失去繁殖的环境，减少患龋的机会。有研究证明维生素A、维生素D、钙、磷、镁的缺乏与龋齿有一定关系。

2. 便秘

便秘困扰着很多人。便秘表现为排便次数减少、粪便干结和/或排便困难。排便次数减少指每周排便少于3次。排便困难包括排便费力、排出困难、排便不尽、排便费时及需手法辅助排便。病程超过6个月为慢性便秘。便秘与肛门直肠疾病（如痔、肛裂及直肠黏膜脱垂等）关系密切。慢性便秘与结直肠癌、肝性脑病、乳腺疾病、阿尔茨海默病等疾病的发生密切相关。急性心肌梗死、脑血管意外等疾病患者，过度用力排便甚至可导致死亡。

严格来说便秘是一种症状，而非一种疾病。除了精神、情绪紧张，某些药物导致便秘之外，饮食结构中食物过于精细，长期摄取膳食纤维和水分过少，也是导致便秘的重要因素。

便秘的预防措施

① 注意全天出入水量的平衡，防止脱水导致的便秘；

② 经常评估饮食中膳食纤维的摄入量，若不足，及时口服膳食纤维补充剂；

③ 肠内营养治疗过程中，若患者出现了大便量少，说明配方中膳食纤维可能不足，可改用富含膳食纤维的肠内营养制剂；

④ 对于长期卧床的患者鼓励其适当被动活动；

⑤ 某些患者如糖尿病、结直肠癌、冠心病、帕金森病、消化道溃疡等患者因为疾病本身或使用的药物容易导致便秘，因此要额外注意预防便秘。

二、食物中毒

凡进食被细菌及其毒素污染的食物，或摄取含有毒性物质（如砷剂、有机磷农药）的食物，以及食物本身的自然毒素所引起的急性中毒性疾病，均属食物中毒。

食物中毒特点如下：

① 发病呈暴发性，潜伏期短，来势急剧，短时间内可能有多数人发病。

② 中毒患者一般具有相似的症状。常常出现恶心、呕吐、腹泻、腹痛等消化道症状。

③ 食物中毒不具有传染性。

（一）细菌性食物中毒

此类中毒最常见，是进食了被致病性细菌（如金黄色葡萄球菌）或其毒素污染的食物而引起的食物中毒。

金黄色葡萄球菌可以说是无处不在，空气、土壤、水、粪便以及食物中都可以找到它的身影，就连健康人的咽部带菌率也达40%～70%，手部更高达56%，如此无孔不入，如果不加以注意很容易引起食物中毒。

细菌性食物中毒于夏秋季高发，多发生在暖湿的5～10月。多见于动物性食品，主要是变质禽肉、病死畜肉，鱼、奶、蛋类亦占一定比例。植物性食物如剩饭、米糕、米粉等曾引起金黄色葡萄球菌、蜡样芽孢杆菌等食物中毒。家庭自制豆类及面粉类经厌氧条件下的发酵制品可引起肉毒梭菌食物中毒。

细菌性食物中毒临床表现以急性胃肠炎为主，表现为恶心、呕吐（呕吐物含胆汁，有时带血和黏液）、腹痛（以上腹部及脐周多见）、腹泻（黄色稀便和水样便多见）。腹泻严重者可导致脱水、酸中毒，甚至休克。

预防措施包括：

① 购买检验检疫合格的肉类食物，生熟分开，低温储存食物，缩短储存时间；

② 加热杀灭病原微生物是预防食物中毒的重要措施，但必须达到有效温度，肉块深部温度需达到80℃，持续12min，蛋类煮沸8～10min；

③ 加工后的熟肉制品应在10℃以下低温储存，较长时间放置后须再次加热后食用；

④ 做好的食品应尽早吃完，再次食用前需回锅热透；

⑤ 罐头食品产气膨胀时首先应怀疑肉毒梭菌所引起，应进行检疫或废弃。

（二）亚硝酸盐食物中毒

亚硝酸盐可作为发色剂、增香剂、防腐剂，在安全剂量范围内不会给人体造成危害，但使用过量对人体是有害的。亚硝酸盐的毒性很强，潜伏期长短随摄入量的多少而定，最短10～15min，一般1～3h，也可长达20h。首先出现的症状是口唇、指甲及面部出现青紫等组织缺氧表现，四肢发冷、心率增快、精神不振、反应迟钝、头晕、头痛、大量出汗，但体温正常。

1. 亚硝酸盐中毒的常见原因

（1）误将工业用亚硝酸盐用作食盐。

（2）食用含有大量亚硝酸盐的蔬菜，以及大量施用氮肥的蔬菜，尤其是不新鲜的绿叶蔬菜。

（3）在腌制咸肉或加工熟食卤味时，为了使肉色鲜红加入过量亚硝酸盐。

（4）饮用了含亚硝酸盐过高的苦井水或隔夜水。苦井水或含硝酸盐较多的水在铁锅内加热过夜后，经硝酸盐还原菌或二价铁离子的作用等，其中的硝酸盐可还原成亚硝酸盐。

（5）进食了腐败的食物、过夜的剩菜。此类食物中的亚硝酸盐会成百倍地上升。

（6）食用了过多的咸菜和泡菜。亚硝酸盐产生的高峰一般在腌制泡菜的9天之内。

2. 预防措施

（1）严把"病从口入"关，做到"五不吃"：不吃腐烂变质的食物，不吃隔夜菜和变味的剩饭剩菜，不吃在冰箱放置过久的食品，不吃劣质熟食品（特别是外观鲜红的肉制品），不吃腌制时间不足9天的腌菜。

（2）不饮用含有大量亚硝酸盐的六种水：在炉灶上烧了整夜或放置了1~2天的不冷不热的温水，自动热水器中隔夜煮的开水，经过反复煮沸的残留开水，盛在保温瓶中已非当天的水，蒸过馒头、饭、肉等食物的蒸锅水，有苦味的井水。

（3）严格控制作为食品添加剂的硝酸盐和亚硝酸盐的使用范围、使用量和残留量。

（4）包装或存放亚硝酸盐的容器应有醒目标志，与食盐分开储存，避免误食。

（5）防止肥料污染，控制无机化肥的使用，使用腐熟的有机肥和生物肥。

（三）毒蕈中毒

蕈类也就是俗称的蘑菇，属于真菌。目前在我国已知毒蕈有100种左右，其中毒性很强者有10余种，如褐鳞环柄菇、肉褐鳞环柄菇、白毒伞（白帽菌）、毒伞（绿帽菌）、鳞柄白毒伞（毒鹅膏）、秋生盔孢伞（焦脚菌）、包脚黑褶伞等。

不同毒蕈中含有的毒素成分是不一样的，食用后的临床表现和治疗手段也各有差异，轻者仅有恶心、呕吐、腹痛等表现，催吐处理即可，重者可出现谵妄、幻觉、惊厥、抽搐、昏迷、呼吸抑制等表现，救治不及时可能导致死亡。因此，预防毒蕈中毒是关键。无识别毒蕈经验者，不要自采蘑菇食用。有毒野生菇（菌）类常具备以下特征：色泽鲜艳度高；伞形等菇（菌）表面呈鱼鳞状；菇柄上有环状突起物；菇柄底部有不规则突起物；野生菇（菌）采下或受损，其受损部流出乳汁。

（四）其他因素导致的急性中毒

1. 真菌和霉变食物中毒

避免进食霉变的小麦、玉米、甘蔗，此类霉变食物多引起急性中毒，一般在进食后十分钟至半小时出现胃肠道症状。

2. 果仁中毒

苦杏仁去皮煮熟可食用，但生食或加工不当可致中毒。生食苦桃仁、枇杷仁、亚麻仁、杨梅仁、李子仁、樱桃仁、苹果仁也可引起中毒。大量生食甜杏仁亦可中毒。

3. 豆类中毒

扁豆豆荚含皂苷，对消化道有强烈刺激性，可引起出血性炎症，并对红细胞有溶解作用，加热100℃，经30min以上，可破坏毒性；扁豆豆粒中含血细胞凝集素，具有血细胞凝集作用。菜豆放置过久，尚可产生大量亚硝酸盐，引起变性血红蛋白症。

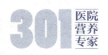

4. 发芽马铃薯中毒

马铃薯发芽后可产生较高含量的有毒生物碱龙葵素。在新鲜及没有发芽、没有变质的马铃薯中龙葵素含量极少，所以食后不会使人中毒。但是，当马铃薯发芽变绿或溃烂后，龙葵素的含量就大量增加，尤其在发芽的部位毒素含量高，大量食用后可中毒。家中若有发芽马铃薯，食用时应削掉生芽的部位，将削好的马铃薯放于冷水中浸泡半小时以上，使残余毒素溶于水。对生芽过多或皮肉已青紫者，不能食用。下锅炒马铃薯时放一点醋，可加速毒素的破坏。

三、肠道传染病

肠道传染病的病原体虽不同（罪魁祸首可以是细菌、病毒或寄生虫），却有着共同的特点：通过"吃""喝"使人生病，因而和人类生活息息相关。当病原体直接污染了食物、水、生活用品、手，或者通过苍蝇污染了食物，再经口食入即可使人感染。如果带有病原体的粪便严重污染了水源，常会发生沿海及水网地区的传染病大流行。但是，不必恐慌，消化道传染病是可防可治的。以下为大家揭示几种常见肠道传染病是怎样传播，如何致病的，教您如何防患于未然，以及早期发现，自我诊断。

（一）甲型肝炎

甲型肝炎简称甲肝，是由甲型肝炎病毒经肠道引起的最常见的疾病。甲型肝炎病毒主要通过消化道传播，水源或食物被污染时可造成暴发流行。据估计摄入10～100个病毒颗粒的剂量就可引起发病。常见的被污染食品为水、冷菜、水果和果汁、乳制品、蔬菜、贝类等，其中水、沙拉、贝类是最常见的污染源。1988年上海的甲肝大流行，就是食用被甲型肝炎病毒污染的毛蚶造成的。潜伏期15～45天，主要表现为发热、乏力、恶心、厌食、呕吐、有或无黄疸。预防措施：切断传播途径，加强饮食、饮水和环境卫生包括粪便的管理，养成良好的个人卫生习惯。

（二）轮状病毒感染

易感染人群：早产儿、6个月至2岁儿童、老年人。

主要表现：呕吐、水样便、低热。病情轻重程度可相差很大。

传播途径：轮状病毒通过粪-口途径在人与人之间传播，在儿童及老年人病房、幼儿园和家庭中均可暴发。

预防措施：对于易感人群进行预防接种，勤洗手，避免食用不洁食物。

（三）肠道病毒感染引起的脊髓灰质炎、疱疹性咽喉炎等

预防措施：与轮状病毒感染类似，防止进食不清洁食物，避免手受到肠道病毒的污染，饭前、便后要教育儿童洗手。

（四）生吃鱼虾、贝壳类，或肉类食物未做熟等引起食源性寄生虫病

预防措施：不吃生鱼虾、猪肉、狗肉及其他野生动物肉。烹调时煮熟炒透，餐具容器生熟分开。认真贯彻肉品卫生检验制度，严禁未经检验和检疫不合格的肉类上市。

（五）幽门螺杆菌感染

该菌是导致胃炎、胃肠溃疡和胃癌的病原体。在人类胃溃疡病例中出现的概率达80%。目前多数学者认为"人-人""粪-口"是主要的传播方式和途径，亦可通过内镜传播，而且幽门螺杆菌感染在家庭内有明显的聚集现象。父母感染了幽门螺杆菌其子女的感染机会比其他家庭高得多。预防措施：对于需要幽门螺杆菌根治者积极进行抗菌治疗，家庭中有幽门螺杆菌感染者，进餐时适当分碗筷。

第二节
消化系统的免疫功能

免疫是机体免疫系统对外源性异物和内源性异常细胞的反应，是机体识别"自己"和"非己"物质，并对"非己"物质加以排斥和清除，以维持体内环境平衡稳定的一种生理性防御反应。胃肠道除了消化、吸收、内

分泌功能外，还是一个非常重要的免疫器官，肠道黏膜不仅阻挡外来大分子抗原物质的通过，防止病原体的侵入，还参与全身性的免疫调节。

一、肠道免疫

肠道的免疫功能主要来源于肠道相关淋巴组织，分布于肠道黏膜层和肠系膜。这些淋巴组织里"驻扎"着B细胞、T细胞、浆细胞、巨噬细胞等各种"士兵"，当肠道中出现了有毒有害的病毒、有害菌、大分子物质等"侵入者"时，"士兵们"就会被释放出来，直接杀死侵入者，或吞噬侵入者，或转运走侵入者，或与侵入者结合而同归于尽。总之，肠道的这种免疫功能，使大部分经口入侵的有毒有害物质都受到了阻挡，保护了人体的健康。胃酸、正常肠道菌群、蠕动、脱屑、黏液也参与组成胃肠道屏障。

正常情况下肠道菌群与肠道免疫和平共处、互惠互利，通过精密的调控机制，二者处于动态平衡状态，一旦这种机制被破坏，将会导致一系列疾病。若肠道免疫系统失去对正常菌群某些抗原的耐受，在肠道局部可产生炎症反应，诱发炎症性肠炎（包括溃疡性结肠炎、克罗恩病）；在全身，由于机体与细菌存在交叉抗原，可诱发全身性炎症反应，参与某些自身免疫性疾病的发病机制。现已有很多临床资料表明，利用肠道正常菌群如乳酸杆菌、双歧杆菌、非致病性大肠埃希菌治疗炎症性肠炎、婴幼儿湿疹、食物过敏取得了类似于糖皮质激素的效果，而且疗效更持久。

当肠道免疫功能下降时，肠道细菌由于失去监控，会出现过度繁殖、细菌移位。如在严重创伤后，可因肠道细菌移位及释放大量内毒素而引发或加重多脏器功能衰竭；在急性胰腺炎时，肠道细菌可通过毛细淋巴管，经胸导管、心脏，到达肺部，诱发胰腺炎相关性肺炎；HIV（人类免疫缺陷病毒）感染的患者易出现肠道细菌过度繁殖引起的细菌性腹泻。这类疾病都可通过提高机体免疫力或用益生菌改善肠道菌群来预防和治疗。

在健康人体内，肠道黏膜表面积很大，且长期暴露于大量微生物以及各食物原料中，需要有完整的黏膜免疫系统来维持肠道环境的稳定性及其正常功能。而摄入足够营养和肠道内环境稳态为胃肠道黏膜提供了适宜的生存环境。

二、肝脏免疫

肝脏是人体中最大的内脏器官。它不仅担负着重要的消化、代谢及内分泌调节功能，而且具有重要的免疫功能。肝脏接受来自门静脉和肝动脉的双重血液供应，因此它承受着血液中大量的抗原负荷，包括病原体、毒素、肿瘤细胞及食物抗原等。肝脏对于来自消化道的异种抗原及毒性物质，不断地进行滤过、清除，并通过下调免疫应答，诱导抗原特异性耐受，避免由不必要的免疫反应造成的肝细胞损伤。但对于病原微生物引起的肝细胞感染，则诱导有效的免疫应答，以清除病原体，并防止发展为慢性感染。

第三节
消化系统功能紊乱性疾病
——肠易激综合征

有没有人进考场前总是要多跑几趟厕所，一焦虑就开始肚子疼、胀气、有大便排不尽感，可是上医院一查，什么毛病没有。这可能就是你的肠道偶尔要个小性子而不好好工作了，进而出现了功能性紊乱，表现最多的就是肠易激综合征。

一、什么是肠易激综合征？

肠易激综合征（irritable bowel syndrome，IBS）是一种常见的、无器质性改变的功能性胃肠病，诊断主要依靠罗马Ⅳ标准：近3个月内平均发作至少1天/周，与排便相关的腹痛，同时伴有大便性状或频率改变，并排除器质性疾病的相关表现，包括逐渐恶化的症状、不明原因的体重下降、夜间腹泻、消化道出血、炎症性肠病、不明原因的缺铁性贫血、结肠癌家族史、乳糜泻等。

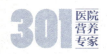

二、肠易激综合征的症状特点

肠易激综合征不同于器质性胃肠疾病，无特异性症状，但相对于器质性胃肠疾病，具有一些特点：起病缓慢，间歇性发作；病程长但全身健康状况不受影响；症状的出现或加重常与精神因素或应激状态有关；白天明显，夜间睡眠后减轻；肠外症状如背痛、头痛、心悸、尿频、尿急、性功能障碍等胃肠外表现较器质性肠病显著多见，部分患者尚有不同程度的心理精神异常表现，如焦虑、抑郁、紧张等。

三、肠易激综合征的发病原因

1. 饮食不当

有可能是进食了生冷、辛辣食物，或是进食了水果、豆类、乳制品，或是饮酒等。

饮食因素在IBS患者中的致病机制包括：① 饮食对胃肠运动的改变。② 食物引起肠道菌群的改变。肠道菌群失调在管腔扩张中起重要作用，且肠道菌群经常被饮食习惯改变。食物会改变肠道菌群，进而引起摄入食物的异常发酵，从而引起IBS的症状。在过去的几年中，越来越多的证据支持高度发酵性糖类，包括果糖、果聚糖、乳糖、多元醇、半乳糖、寡糖等可通过肠道细菌发酵产生大量气体和水，水和气体含量增加导致IBS患者肠道扩张引起腹胀等症状。③ 食物不耐受。某些食物的不耐受可能通过引起低级别的肠道炎症、增加上皮屏障通透性和引发内脏过敏而发挥作用。

目前大量研究已证实饮食与IBS密切相关，良好的饮食习惯（包括规律进食，清淡易消化饮食，避免生冷、辛辣刺激性食物，减少吸烟、饮酒等）对降低IBS发生率及减轻肠道症状有重要意义。国内一项大样本的研究发现，节食、偏爱甜食、饮茶或咖啡可增加IBS的患病风险，不良的饮食习惯可能会促进IBS的进展以及加重IBS的症状。

2. 情绪波动

如焦虑、抑郁、易激动、失眠等都可能会诱发肠易激综合征的症状。

随着生物－心理－社会疾病模式的发展，人们逐渐认识到IBS是一种身心疾病，精神心理因素在IBS的发展过程中发挥重要作用。目前对于精神心理因素与IBS关系的最新研究主要在脑－肠轴领域。脑－肠相互交流的中断是IBS病因学的重要组成部分之一，它决定消化器官的分泌和运动能力的变化，并导致内脏高敏感性。脑－肠相互作用的改变可能会激发肠道炎症及腹痛症状的产生。不同环节的脑－肠轴功能障碍可能是引起IBS症状多样化的原因。IBS的症状与精神心理因素互为因果，精神心理因素可能诱发或引起IBS，IBS患者长期的疾病折磨也可能引起继发性心理异常。

3. 药物刺激

如滥用抗生素、止泻药造成肠胃菌群失调等。

4. 肠道感染

部分肠易激综合征患者在发病前有肠道感染史。据统计，由各种病原（包括细菌、病毒、寄生虫）感染引起的胃肠炎患者中有部分发生肠功能紊乱，有10%可发展为感染后肠易激综合征。

四、肠易激综合征的防治措施

因为肠易激综合征并无消化道器质性病变，目前对肠易激综合征的治疗只限于对症处理。中华医学会消化病学分会胃肠动力学组在《肠易激综合征诊断和治疗的共识意见》中提出："治疗目的是消除患者顾虑，改善症状，提高生活质量。"

1. 调整饮食

详细了解患者的饮食习惯及其与症状的关系，避免摄入敏感食物，避免摄入过量的脂肪及刺激性食物如咖啡、浓茶、酒精等，并减少产气食物

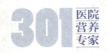

（奶制品、大豆、扁豆等）的摄取。高纤维素食物（如麸糠）可刺激结肠运动，对改善便秘有明显效果。

2. 心理和行为治疗

对患者进行耐心的解释工作，具体包括心理治疗、生物反馈治疗等，对于有失眠、焦虑等症状者，可适当予以镇静药。

3. 药物对症治疗

如解痉剂、通便剂、止泻药、促胃肠动力药、益生菌制剂等。

4. 中医药治疗

通过中医辨证论治、针灸等方法，对IBS进行对症治疗。

第四节 食物过敏

民以食为天，中国人最离不开的就是美食。然而，许多人却有这样的痛苦：吃海鲜起疹子、喝酒浑身发痒……

这就是食物过敏。有的人还有可能对牛羊肉、鸡蛋、黄油、花生、小麦、咖啡、腰果等过敏。如果误食，就会出现严重的过敏反应，这些反应表现为嘴唇麻木、喉头水肿、呼吸困难等，甚至死亡。

一、什么是食物过敏？

食物本来是为人体提供营养的，但有些人却在食用某些食物时遇到了麻烦，轻则出现胃肠不适、皮肤瘙痒或皮疹，重则危及生命，这就是我们常说的食物过敏。

食物过敏是食物不良反应的一种，指一种或多种特定食物成分作为抗原进入人体后使机体致敏，再次反复进入可导致机体对之产生异常免疫反应，引起生理功能紊乱和（或）组织损伤，进而引发一系列临床症状。

简单来说，就是食物中某些特殊成分（主要是蛋白质）对某些人产生影响，造成皮肤上或者身体上的不良反应。

二、食物过敏的致病因素

据统计，仅食物过敏在成人中的发病率就有1%～2%，在婴幼儿及儿童中则高达5%～8%。

根据临床经验，食物过敏会因为个人的体质及食物的种类而不同，反应上也有差异，症状有些较明显而有些难以分辨。

这一不良反应可能主要与遗传导致的个体敏感性差异和肠道通透性异常有关。前者使这类人群对食物中某些成分产生免疫应答而出现过敏现象，通俗点说，就是这个人是"过敏性体质"，容易对某些食物中的一些成分起反应；后者则会使食物中的过敏原更容易进入人体而发生免疫应答反应。

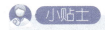

导致食物过敏的危险因素

① 遗传：如果父母有一人有过敏症状，孩子过敏的概率则增加1/3。

② 年龄：70%的食物过敏，发生在30岁之前。

③ 气喘者：气喘的人对含亚硫酸盐的保鲜剂容易产生过敏。亚硫酸盐主要存在于新鲜及脱水的水果中，如芒果干等。

三、食物过敏的症状

食物过敏的症状呈非特异性，以皮肤、消化系统、呼吸系统症状最为常见，此外还可累及心血管系统和神经系统等。

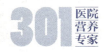

1. 胃肠道症状

呕吐、腹泻、胃食管反流、便秘（伴或不伴肛周皮疹）、血便、严重结肠炎等。

2. 皮肤症状

特应性皮炎，面部、口唇、眼睑水肿（血管性水肿），荨麻疹，皮肤瘙痒等。

3. 非感染性呼吸道症状

鼻痒、流涕、慢性咳嗽、喘息等。

4. 眼部症状

眼痒、流泪、异常瞬目、球结膜充血。

四、容易导致过敏的食物

约90%的人食物过敏来自食物中的蛋白质。一般来说，容易造成人体产生不良反应的食物有以下10类，占过敏原食物的90%以上。

1. 水产品类

如虾蟹、贝类、海水鱼和淡水鱼。虾蟹、贝类主要致敏原为存在于肌纤维中的一种原肌球蛋白。鱼类如果不新鲜，会释放出组胺造成过敏的症状。

2. 蛋类及其制品

常见鸡蛋过敏，占婴幼儿和儿童食物过敏的35%，占成年人食物过敏的12%。其主要的致敏原是溶菌酶、卵清蛋白、卵黏蛋白、类卵黏蛋白和卵运铁蛋白等。

3. 大豆及花生类

如黄豆、豆腐、豆皮、花生酱、含花生的饼干等。

4. 乳及乳制品

如牛奶、奶酪、酸奶及发酵制品等。牛奶中的酪蛋白、乳球蛋白、乳清蛋白等是引发过敏的主要致敏原。

5. 谷物类

如小麦、黑麦、燕麦等。通过饮食和吸入的途径均可导致食物过敏，尤其是与乳糜泻有关。

6. 坚果类

如核桃、腰果、杏仁、巴西栗、榛子等。

7. 咖啡因

如巧克力、咖啡、可乐、茶等。

8. 果蔬类

如芒果、草莓、番茄、柳橙、奇异果等。

9. 食品添加剂

如人工色素、防腐剂、抗氧化剂、香料、乳化剂、稳定剂等。其中人工色素、香料引起过敏反应较为常见。

10. 酒精类

含酒精的饮料或菜肴。

五、过敏的治疗措施

克服过敏的首要任务就是避免接触过敏原。脱敏是治疗的关键。服食浓度逐渐增加的稀释过敏原的口服免疫脱敏疗法，是现在脱敏治疗的主流。用这个方法，已经有人将儿童的花生过敏阈值从315mg（大约一颗花生），提升到了5000mg（相当于大约15颗花生）。

过敏者通过稳定、持续地接触性试验能够不再起反应。脱敏方法虽然有效，却不能够"终身免疫"。

在杜克大学的一项研究中，12名达到了脱敏程度的儿童，停止治疗四周后进行测试，9人已经没有了过敏反应，但仍有3人，回到了从前的状态。也就是说，脱敏并不能保证让所有接受治疗的人不会再次变得敏感。

那么，食物过敏能彻底治好吗？

食物过敏的自然病程因人而异，也因过敏原而异。其最常见于0～2岁儿童，大部分在3岁时反应强度逐渐下降。1/3的儿童和成人在避免过敏原1～2年后过敏反应消失，能达到彻底"治愈"状态，但对坚果、鱼、贝类过敏者一般不能彻底治好。对于这部分过敏人群，做好健康教育至关重要，如了解食物过敏原种类、正确阅读食品标签从而选择安全的食物等。

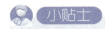

脱敏

脱敏是解除患者过敏反应状态的一种手段。主要采用两种方法：一种为非特异性的，即给患者注射维生素C或口服抗组胺药物[如氯苯那敏（扑尔敏）、苯海拉明等]，以解除患者的过敏状态；另一种为特异性脱敏法，即给患者小剂量变应原，以后逐渐增加剂量，直到一次给予通常剂量无任何反应时为止。

六、对食物过敏的预防

食物过敏与遗传因素关系非常密切。对于那些父母双亲或单亲是食物过敏患者的婴幼儿，其患病概率比其他婴幼儿要高。

早在2000年美国儿科学会营养委员会就对这些高危婴幼儿提出了如下建议：母乳喂养的应哺乳一年甚至更长时间；在哺乳期间，可以选择食用低过敏的配方食品作为高危婴幼儿的母乳补充剂；母亲在哺乳期间应该避免食用花生及其他坚果，而且视情况避免食用鸡蛋、牛乳、鱼；小儿出生半年后才喂固体食物，1岁后喂乳制品，2岁后食鸡蛋，3岁后吃花生等坚果。

对于儿童和成人食物过敏患者，严格避免摄入过敏食物是最好的预防措施。对食物过敏患者的教育是至关重要的。要让患者学习食物过敏的基本知识，了解食物过敏原的种类及食品存在的各种免疫交叉反应，学会正确阅读食品标签从而选择安全的食物，如乳清中就含有过敏原成分。

对于严重的食物过敏患者，从4岁起就可接受注射肾上腺素的教育。为了防止意外，平时外出需携带肾上腺素和急救卡，一旦误食过敏食物，马上注射肾上腺素自救，注意将针头在肌肉内保持10s，如果15～20min后没有明显减轻症状，可以注射第二针，一般注射一次后就会脱离生命危险。

第五节
口臭

口臭是指从口腔或其他充满空气的空腔（如鼻窦、咽）中所散发的臭气。西医认为口臭是由多种原因导致的口腔内厌氧菌生长，从而产生挥发性硫化物而引起的。根据其发病特点和临床表现，口臭可归属于中医"口秽""浊气"等范畴。

世界各国流行病学调查显示，相当比例的人患有口臭，患病率14%～83%。调查显示，中国口臭患病率为27.5%，在西方国家则高达50%。很多人由于口臭不敢与人近距离交往，并产生自卑心理，从而影响人的心理健康和社交活动。洁舌、洁牙等物理治疗，虽然短期内可改善口臭状况，但长期疗效不尽如人意。化学抗菌剂使用过度则抑制某些菌群的生长，造成另一些菌群过度繁殖，导致人体患病，如有些患者长期使用抗生素后出现黑毛舌。

一、口臭的分类

口臭大致可分为生理性口臭和病理性口臭。

1. 生理性口臭

生理性口臭是指机体无病理性变化，由不良生活和卫生习惯引起的短暂口臭。饥饿、食用刺激性食品（洋葱、大蒜）、吸烟、长期饮酒、食肉、熬夜等均可引起生理性口臭。健康的口腔也是有气味的，我们每天分泌的唾液量可达1～1.5L，因为有唾液不断冲刷，所以通常难以察觉，这类口臭经过一段时间的调节可慢慢恢复。

2. 病理性口臭

病理性口臭主要指机体的病理性变化引起的口腔异味。根据病变部位的不同，病理性口臭又分为"口源性口臭"和"非口源性口臭"，其中口源性口臭是最常见的口臭诱因。据统计，80%～90%的口臭来源于口腔。

口腔问题会让口气有臭鸡蛋味。牙结石和牙垢间存在大量的厌氧菌，这些厌氧菌仗着牙结石和牙垢提供的保护伞，轻而易举地躲避了唾液的冲洗。它们在口腔里肆意妄为，分解食物残渣，散发出臭鸡蛋气味，还会进一步破坏牙龈，诱发牙周疾病。

上呼吸道疾病会让口气出现腥臭味。鼻窦炎、慢性扁桃体炎、慢性咽喉炎等上呼吸道疾病，会让呼吸道分泌含有蛋白质的黏液，部分黏液会附着在舌根后或口咽部，当蛋白质被分解后，就会发出一些腥臭味。

糖尿病患者的口气会出现烂苹果味。当血糖升高，胰岛素分解不够时，人体就会开始分解脂肪供能。脂肪分解加速，分解物酮体就会增多，就会发出酸臭的烂苹果味。

胃肠道疾病会让口气出现酸臭味。空腹时，由于胃里没有食物或者胃内食物消化不良，胃会出现蠕动异常，胃酸会反流到食管，散发出明显的酸臭味，一般在进食后消失。如果长期有空腹口臭问题，可以考虑是否存在消化不良。

另外，肾功能衰竭患者的口气有鱼腥味，肝硬化患者的口腔内有硫黄味，心脏病则易导致轻度腐烂味的口臭等。

二、口臭的预防和治疗措施

口臭不仅严重影响到人们的社交，还是很多疾病的报警器，那么该如何有效预防、治疗口臭呢？

（1）养成良好的口腔清洁习惯。选择软毛牙刷和含氟牙膏，坚持早晚各刷牙一次，定期做口腔检查。用软毛牙刷或舌苔清洗器将舌根部位清洁干净，因为细菌容易聚集在舌根部位。

（2）饭后使用具有杀菌消炎功效的漱口水，现在常用的漱口水包括氯己定、过氧化氢、钠盐、锌盐等，好的漱口水能维持口腔正常菌群的生态平衡，防止菌群失调引起的新疾病。

（3）适当使用口香糖。口香糖可简洁而快速去除牙面软垢，但是要掌握好时间，最好不要超过15min。而且有些人不适合嚼口香糖，如有胃病的人，长时间咀嚼会使胃酸分泌增加，空腹状态下会出现恶心、反酸等症状。

（4）睡前不要吃糖、饼干或其他淀粉含量多的食物，少吃辛辣食物，多吃鸡蛋、鱼类。另外，保持好心情对治疗口腔异味非常有帮助。

（5）按摩也可以治疗口臭。用拇指指端掐压人中穴，每次持续5~8s，20次后用指肚顺时针揉20圈。然后左右手交替，用指肚按揉手腕上的大陵穴与手心的劳宫穴，力度适中，每个穴位按2min。接着以手掌与指肚按摩腹部的中脘穴。最后用手指指肚与指端按揉脚上的内庭穴2min，有适度疼痛感即可。

臭鸡蛋味、腥臭味、酸臭味、烂苹果味等不同的口臭，预示着不同的疾病，可根据患者呼出的气味，找出病因，并对症进行诊断和治疗。

第六节
酒对胃肠的危害

酒精中毒发生率的迅速上升已经成为了一个威胁全球的问题，这一问题在年轻人群中尤为明显。据统计，2004年全球因酒精中毒导致的死亡人数达180万，占全球死亡人数的3.2%。

饮酒过量会使人的大脑抑制功能减弱，让人丧失自制力，同时辨别力、

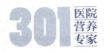

记忆力、注意力及理解力也会受到影响，甚至视力也出现障碍。过量饮酒会抑制胃液分泌，减弱胃蛋白酶活性，破坏胃黏膜，从而易致胃溃疡的发生。酒精是需要肝脏来降解和代谢吸收的，而过量饮酒不但可以损伤肝细胞，还可造成肝脏毛细胆管的损伤，从而形成酒精性肝病。

一、胃溃疡

（一）什么是胃溃疡？

胃溃疡是指发生在胃角、胃窦、贲门和裂孔疝等部位的溃疡。上腹部疼痛是本病的主要症状。疼痛多位于上腹部，也可出现在左上腹部或胸骨、剑突后，常呈隐痛、钝痛、胀痛、烧灼样痛。胃溃疡的疼痛多在餐后1h内出现，经1~2h后逐渐缓解，直至下餐进食后再复现上述节律。临床上多数消化性溃疡有慢性过程、周期性发作和节律性疼痛的特点，部分患者可无症状，或以出血、穿孔等并发症为首发症状。严重者可以引起上消化道出血，出现生命危险。

（二）胃溃疡与饮食营养的关系

近年药物治疗虽有很大进展，但是溃疡存在于消化道，任何冷、热、酸、甜的饮食都会对其不断刺激，又因为新陈代谢需要通过消化不断摄取丰富营养物质，所以饮食管理非常重要。"三分治疗，七分营养"的综合治疗观在消化性溃疡患者的恢复治疗中非常重要。

1. 不合理饮食因素对消化性溃疡的影响

（1）对胃酸分泌的刺激作用

"无酸无溃疡"是被医学界普遍接受的观点，胃酸分泌相对过多是溃疡多发的因素，如浓肉汤、浓茶、咖啡、酒精、辣椒能促进胃酸分泌，从而引发溃疡或使溃疡进一步加重。

（2）对胃黏膜屏障的破坏作用

暴饮暴食、过冷、过热、过咸、过分粗糙坚硬以及含纤维素高的食物和蔬菜都对胃黏膜产生机械性损伤作用。

（3）吸烟和酗酒对胃黏膜有损伤作用

酒精对胃黏膜有直接损伤作用，吸烟能使胃黏膜血管收缩，导致胃黏膜循环障碍，影响胃黏膜的功能。

2. 饮食基本要求

（1）饮食有节

饮食以适量为宜，注意胃功能弱者，应逐渐加量，以防食复。

（2）饮食宜均衡

饮食宜均衡，如偏食辛辣，可使胃内积热，影响胃黏膜的恢复。

（3）饮食宜卫生

饮食不洁或食用有毒食物，可直接损伤胃黏膜，可引起病变迁延，造成久治不愈。

（4）饮食宜清淡

一般以五谷杂粮为主，如豆类、蔬菜、瘦肉、少量植物油等。

（5）合理烹饪

合理烹饪能防止食物中营养成分的损失，增强食欲，有利于消化吸收。胃溃疡患者的饮食，应以营养丰富、容易消化为原则。

3. 胃溃疡的饮食治疗

饮食治疗首先要考虑到该病的分期，根据临床特点划分为发作期及恢复期，然后根据临床不同分期制订具体的膳食管理方案。

（1）发作期饮食

消化性溃疡急性发作期的特点是规律性疼痛，饮食因素作用明显。发作期应该是在药物治疗的主导下，必要时通过静脉输入营养，给予清淡易消化的流质或半流质饮食。消化性溃疡合并出血：若大量出血，疼痛加剧，黑便，应禁食；大便外观基本正常，但潜血阳性，证明溃疡面有小量出血，宜采用冷或微温的流食。

急性发作期流质饮食一日举例：

早餐：白米粥、蒸鸡蛋羹。

加餐：牛奶冲藕粉。

午餐：蒸鸡蛋羹、菜汁米糊。

加餐：嫩豆腐脑。

晚餐：牛奶。

加餐：杏仁茶。

（2）恢复期饮食

在消化性溃疡病情稳定的情况下，可采用少渣软食，以平衡膳食、兼顾营养的原则进行配餐。

① 能量供给要充足，主食宜选用含复合糖类为主的米、面，避免选用单糖和双糖，因单糖和双糖可促进胃酸分泌，不利于溃疡愈合。

② 脂肪每日摄入60g左右（包括烹调用油），因脂肪虽可抑制胃酸分泌，但能使食物在胃内停留时间延长，增加胃的负担，所以脂肪摄入要适量。

③ 蛋白质有促进溃疡愈合的作用，要适当增加蛋白质的摄入量，一般每日每千克标准体重摄入蛋白质不低于1g，且宜选用营养全面易消化吸收的优质蛋白质。

小贴士

优质蛋白质

如牛奶、鸡蛋、瘦肉、豆腐、鱼肉等，尤其是鱼虾类，还含有人体必需的微量元素——锌，锌元素是修复溃疡黏膜的重要因子。维生素和矿物质供给要充足。尤其是维生素A、维生素C和B族维生素，它们可以促进溃疡面的愈合，提高机体的抗病能力。

④ 进食规律，咀嚼充分。现主张溃疡病恢复期在抗酸治疗的同时，不必过分限制饮食。一日三餐，以清淡为主，避免暴饮暴食，并鼓励正常饮食或高纤维饮食。

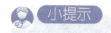 小提示

高纤维食物

高纤维食物中存在一种脂溶性保护因子且含有较多的营养成分,具有防止溃疡发生和复发的作用。比如卷心菜,四季皆有,冬季煮食,夏季生拌,为佐餐佳肴。经分析与检验,每100g卷心菜含蛋白质1.1g,脂肪0.2g,糖类3.4g,膳食纤维0.5g,钙32mg,维生素C 41mg,含有胡萝卜素、维生素K、维生素U、B族维生素、钾、铁等。卷心菜中含有一定量的维生素U,其具有保护黏膜细胞的作用,对胃溃疡的预防治疗有较好的临床效果。

⑤ 避免选择粗糙、坚硬的食物。忌吃粗糙食物并不是排斥粗粮。研究证实,未经细加工的粗粮麸皮中含有较多的纤维素、矿物质、脂溶性维生素、保护因子等,有缓冲胃酸、保护胃黏膜的作用。因此,消化性溃疡患者可以将粗粮精工细作,适当食用,以保持膳食平衡。

⑥ 避免食用刺激性食物和调味品,如咖啡、浓茶、辣椒、芥末等,因这些食物能直接刺激溃疡面,引起疼痛,甚至诱发溃疡加重,引起出血、穿孔等并发症。

⑦ 避免选用产酸和产气过多的食物,以免刺激胃酸分泌,引起疼痛。如浓肉汤、山楂、青果等。

⑧ 进餐温度要适宜,忌食生、过冷和过热的食物,以避免这些物理性刺激直接损伤溃疡面,所吃食物温度一般保持在40～45℃。

恢复期软食举例:

早餐:大米粥、小花卷、蒸鸡蛋羹。
午餐:软米饭、胡萝卜炒猪肝、素炒卷心菜、肉丝豆腐汤。
晚餐:龙须面、番茄鱼片、烧碎软油菜、南瓜粥。

消化性溃疡单独药物治疗而不注意饮食管理,则疾病不易恢复且容易复发,因此,消化性溃疡患者既要按时服药又要规律饮食,定时定量,避免选择促进胃酸分泌和损伤胃黏膜的食品及调味品,且宜采取适宜的烹调方式。

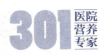

注意：要叮嘱患者饭前便后洗手，注意个人卫生。据检测，人们常用的每个饭碗和每双筷子上感染的细菌可达1600～3000个。当人们共用碗筷进餐时，唾液里的细菌可通过饭碗、筷子等餐具互相交叉传染、传播。因此，这也是胃溃疡易在家族里传播的原因。对此，专家建议：家庭成员在共同吃饭时应采用分餐制，而不要公用餐具，提倡个人专碗专筷，这是有效防治幽门螺杆菌交叉感染的一个重要措施。

二、酒精性肝病

（一）什么是酒精性肝病？

酒精性肝病是因长期过量饮酒导致的肝细胞结构异常和（或）功能障碍性疾病。初期通常表现为脂肪性肝炎，进而可发展成酒精性肝纤维化和酒精性肝硬化。严重酗酒时可诱发广泛肝细胞坏死甚至肝衰竭。本病是我国常见的肝脏疾病之一，严重危害人类健康。

（二）酒精性肝病的症状

初期表现为脂肪肝，症状不明显或出现右上腹胀痛、食欲缺乏、乏力、体重减轻、黄疸等非特异性症状。病情加重进而发展成酒精性肝纤维化和酒精性肝硬化，可有神经精神症状和蜘蛛痣、肝掌等表现。严重酗酒时可诱发广泛肝细胞坏死甚至肝衰竭。

（三）酒精性肝病的治疗

酒精性肝病的患者一般有长期大量饮酒史。所谓长期一般是指5年以上。大量是指每日摄入酒精>50g［酒精量的计算（g）=度数（%）×饮酒量×0.8］。

1. 戒酒

戒酒是最重要的治疗干预，它对于防止患者发生进一步的肝损伤、肝纤维化甚至肝癌是十分重要的。

2. 营养支持治疗

长期大量饮酒可致消化吸收不良、营养不良，还可导致肝脏损害。通过合理的膳食营养治疗，在严格戒酒的前提下，提高患者的营养水平及免疫功能，配合临床相关的治疗，可有效地防止肝硬化和肝癌的发生或发展。

3. 营养治疗膳食原则

提供优质高蛋白质食物，提供足量的维生素、矿物质和植物化学物；限制脂肪；能量适量。

4. 蛋白质食物的选择与配餐

选择富含必需氨基酸的优质蛋白质食物，限制非必需氨基酸高的蛋白质食物。尤其是甲硫氨酸、胱氨酸、色氨酸、苏氨酸、赖氨酸有明显的抗酒精性肝病的作用。每天蛋白质应保证在100～120g左右。根据患者的具体情况，实施个性化营养配餐。

高蛋白质食物可使肝细胞的核糖核酸含量及代谢活性增强，促进酒精在肝脏的代谢，防止肝纤维化。因此，可增加富含虾青素的鱼、虾、贝类等海产品的配餐，以改善酒精性肝病患者的抗氧化机能。另外，各种禽畜瘦肉、蛋、奶、豆类及其制品、坚果类应搭配食用。

5. 低脂、低胆固醇食物的选择与配餐

全天总脂肪量控制在50g左右，建议使用植物油。限制高胆固醇食物（如动物内脏、蛋黄、鱼子、鱿鱼等），适量食用坚果类如核桃、杏仁以及海鱼等富含不饱和脂肪酸的食物，动物性食物可选择家畜瘦肉、去皮禽肉，推荐经常食用鱼类（可每周2次）、大豆及其制品来代替部分畜肉类。

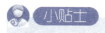

具有抗酒精性肝病作用的烹调油

烹调油除了橄榄油外，其他油如玉米胚芽油、大豆油或花生调和油、芝麻油等，内含的谷固醇、豆固醇等有抗酒精性肝病的作用。

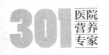

6. 含多种微量营养素食物的选择与配餐

这类营养素主要来源于五谷杂粮、豆类、坚果及各种前面介绍的优质蛋白质食物。主要选择应季的无农药化肥污染的有机蔬菜、水果、菌藻类食物来保证营养供给，同时也可保护肝脏。

7. 适量的总能量及糖类的选择与配餐

对肥胖和超重的患者要适量控制总能量的供给，而对消瘦或病情较重的患者，总能量的供给要适量增加，糖类食物每天主食量在300～500g之间，并尽量吃一些应季的谷豆类杂粮及薯类。

8. 一日食谱举例

> 早餐：黄豆玉米馇子粥、蒸紫薯100～150g、橄榄油拌西蓝花鲜虾仁。
> 加餐：益生菌酸奶＋杏仁10粒。
> 午餐：荞麦米绿豆米饭100g、营养砂锅1份（羊肉、鸭血、牡蛎、大虾、冻豆腐、香菇、油麦菜、香菜、冬瓜）。
> 加餐：梨、猕猴桃、大枣任选。
> 晚餐：小米粥、包子（五花瘦肉、白菜、香菇馅）、芝麻油拌木耳洋葱、花生米（煮）。

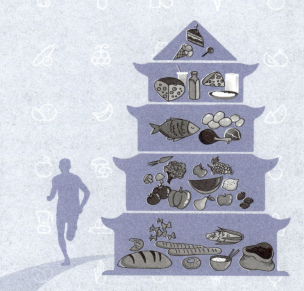

第三章

肠道菌群

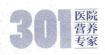

第一节
肠道菌群和健康

一、肠道菌群简介

肠道是人体重要的消化器官,有消化、吸收、代谢的功能。人体的肠道中有着数不清的菌落,被人们称为肠道菌群。肠道中数量巨大、复杂的菌群组成反映了两个水平上的自然选择:一个是肠道菌群在宿主体内定植竞争中的增殖和对能量物质的利用;另一个是宿主对肠道菌群整体的适应性。肠道菌群在漫长的进化过程中与宿主形成了平衡稳定的利益组合体,一旦这种平衡被打破,就会促使人体疾病的发生、发展。

正常人体肠道中寄居着1000多种约10^{13}~10^{14}个细菌,依据其对宿主的关系,可以分为有益菌群、有害菌群和中间菌群。其中有益菌群绝大多数为专性厌氧性细菌,其总数量在正常肠道菌群中占有绝对的优势。这些专性厌氧菌一方面能够限制在数量上占少数的潜在致病菌的过度生长,维持肠道各种菌群之间的平衡;另一方面正常的肠道菌群组合,能够对抗外源性致病菌的定植和入侵,这就是肠道菌群的生物拮抗作用。生物拮抗是维持正常肠道菌群内部自稳的主要机制,也是肠道菌群保护宿主免于感染的重要的生理功能之一。这在动物实验中已经得到证实,例如普通小鼠感染肠炎沙门菌的半数致死量为10^5个,而预先灌服链霉素,破坏肠道菌群后,其半数致死量显著降低,仅为10个。生物拮抗及防御感染的机制包括占位性效应、营养竞争、产生有机酸和抑菌物质、免疫协同生物拮抗作用等。

二、肠道菌群的作用

人体携带细菌数量约10^{14}个,总质量约1.275kg,其中1.0kg细菌定植于胃肠道，以厌氧菌为主。肠道中的微生物与人类共生，其中双歧杆菌、乳酸杆菌、乳链球菌等占80%，对人体有益；产气荚膜梭菌、假单胞菌、粪肠球菌、葡萄球菌等对人体有害。正常菌群在参与营养物质消化和吸收，预防病原体的定植，调节机体免疫，调节代谢环节，合成有益物质、维生素，调节肠源性肽分泌，延缓衰老等方面发挥着不可替代的重要作用。菌群及微生物组的变化与许多疾病存在着关联，这些疾病既涉及感染性疾病，又涉及非感染性疾病，既包括肠道疾病，又包括肠道外疾病。

肠道菌群像人体器官一样消耗、存储和重新分布能量，生理性地调控重要化学物质转化，通过复制来维持和修复自身，并与宿主之间进行信息交流。人体为肠道菌群提供生命活动的场所，同时宿主的年龄、营养状况、免疫状态，肠道内的消化底物及周围环境的改变等因素可以改变肠道菌群的结构。肠道菌群结构紊乱不仅可以引起宿主腹泻、便秘、肠炎等消化系统疾病，还会诱发肿瘤、内分泌及心血管系统疾病。

三、肠道菌群与内分泌系统疾病

内分泌系统由内分泌腺和分布于其他器官的内分泌细胞组成，调节机体的生长发育和各种代谢，维持内环境的稳定，并影响行为和控制生殖等。与肠道菌群相关的内分泌系统疾病主要有肥胖、糖尿病。

（一）肥胖

肥胖是由于体内脂肪的体积和（或）脂肪细胞数量的增加导致的体重增加，或体脂占体重的百分比异常增高，并在某些局部过多沉积脂肪，通常用BMI（身体质量指数）进行判定。

众所周知，肥胖常常是由遗传、少动以及摄入过多能量共同导致的。科学研究提示，在肥胖及其相关代谢紊乱的传统危险因素的基础上，存在着一系列未被充分探索的生理和环境因素。其中，肠道微生物群被认为是导致体重增加和能量代谢改变的重要环境因素。肠道微生物群通过增加宿主能量摄取、调节免疫系统和改变脂质代谢来影响宿主代谢。

（二）糖尿病

传统观点认为糖尿病发病与遗传因素、微生物感染及其毒素、免疫功能紊乱、自由基毒素、社会心理因素等有关。近年来越来越多的证据提示，肠道菌群与糖尿病发生发展密切相关。

研究表明，2型糖尿病患者肠道菌群内乳杆菌含量随血糖值升高而明显降低。菌群刺激肠道所产生的细胞因子会影响机体对胰岛素的敏感性和葡萄糖代谢效率。糖尿病在出现临床检测指标阳性之前，往往有长期饮食不均衡现象，即糖及脂肪摄入增多、膳食纤维摄入相对不足。长期的饮食结构改变，会导致肠道菌群的失调，肠道菌群失调则会导致肠黏膜通透性改变、肠道免疫及糖脂代谢异常等临床症状。在此时间窗内，肠道菌群中的优势菌会出现变化，如双歧杆菌和类杆菌减少，革兰氏阴性菌相对增多。

四、肠道菌群与心血管系统疾病

肠道微生物组能够参与多种潜在疾病的发病机制，包括容易促成人们患心脏病的炎症等。随着机体的老化，动脉粥样硬化会在不同人群中以不同的比率发生，而这就成为了诱发心血管疾病的一个关键因素。肠道菌群可能通过参与调节宿主胆固醇代谢、氧化应激和炎症导致动脉粥样硬化发生，从而促进心血管疾病的发生、发展。肠道菌群失衡可通过促进胆固醇的蓄积、氧化应激、炎症因子的释放，促进动脉粥样硬化的发生，而肠道中的益生菌可降低血胆固醇、抑制炎症因子的表达，对心血管起保护作用。

一项刊登在国际杂志《欧洲心脏杂志》（European Heart Journal）上的研究报告中，来自诺丁汉大学等机构的研究人员通过研究发现，消化系统中有益菌群多样性的水平或许与心血管疾病的一个特征——动脉粥样硬化有一定的关联。女性机体肠道中微生物群落的多样性或与其动脉健康之间存在一种显著性的关联。当调整了代谢变化和血压等因素后，研究者发现，女性机体肠道中健康菌群的多样性水平降低与其动脉硬度测量值增加直接相关。同时研究人员还鉴别出了与机体动脉粥样硬化风险下降相关的一些特殊菌群，此前研究人员发现这些菌群或与机体肥胖风险降低有关。

该团队研究首次发现了肠道菌群和机体动脉硬化之间的关联，这就意味着通过饮食、药物疗法和益生菌来影响微生物组或许能作为一种新方法来降低心血管疾病的发病风险。

肠道菌群分解膳食纤维产生的短链脂肪酸盐——丙酸盐，在心血管健康中有重要作用，通过口服或靶向菌群的方法来增加丙酸，或许是预防高血压心血管损伤的新策略。蔬菜水果都能够提供丰富的膳食纤维，多吃富含天然膳食纤维的食物，不失为一个好选择。

五、肠道菌群与消化系统疾病

消化系统从口腔延续到肛门，负责摄入食物、将食物粉碎成为营养素、吸收营养素进入血液，以及将食物的未消化部分排出体外。消化道包括口腔、咽、食管、胃、小肠、大肠和肛门，还包括一些位于消化道外的器官（胰腺、肝脏和胆囊）。肠道菌群主要位于下消化道结肠及直肠中，因此肠道菌群与消化道的关系最为密切，几乎所有的消化道疾病均与肠道菌群有着联系，其中结直肠癌、炎症性肠病（IBD）、肠易激综合征（IBS）、非酒精性脂肪性肝病（NAFLD）等与肠道菌群的关系尤为密切。

（一）结直肠癌

结直肠癌是消化系统恶性肿瘤之一，早期症状不明显，随着肿瘤的增大而表现为排便习惯改变、便血、腹泻、腹泻与便秘交替、局部腹痛等症状，晚期则表现为贫血、体重减轻等全身症状。目前，尽管肠道菌群的确切作用及其在介导致癌方面的机制尚未明确，但是大量研究表明：肠道菌群失调在结直肠癌的发生和发展中可能发挥重要的作用；菌群的种类、数目及其代谢产物的改变与多种疾病包括炎症性肠病和结直肠癌等有密切的联系。

（二）炎症性肠病

IBD为累及回肠、直肠、结肠的一种特发性肠道炎症性疾病，包括溃疡性结肠炎（UC）和克罗恩病（CD）。临床表现为腹泻、腹痛，甚至可有血便。有许多研究表明，细菌是IBD的促发因素，活动期UC患者的双歧杆菌、乳酸杆菌数量显著减少，肠杆菌数量显著增加，肠球菌及小梭菌也有增加的趋势。表明活动期UC患者的益生菌减少和肠杆菌等条件致病菌增加导致肠道菌群失调，这种失调可能是UC的发病因素之一。由此可见，肠道菌群与人体健康关系密不可分。如果肠道出现问题，肠道菌群紊乱，那么身体健康也会受到威胁。因此，保护好肠道健康，保持肠道菌群生态系统平衡至关重要。

（三）肠易激综合征

肠易激综合征是一种常见的胃肠道疾病，其会影响机体的大肠组织，而患者也会遭受腹痛以及排便异常，比如腹泻和便秘等，通常患者还会伴随出现慢性焦虑和抑郁症等。目前病因尚不明确，然而脑-肠轴及肠道菌群在其发病机制中发挥着重要的作用。肠道菌群失调可以通过引起肠道黏膜屏障损伤、肠黏膜免疫机制紊乱、肠道代谢紊乱、肠道内在敏感性增加而促进IBS的发生、发展。

IBS患者肠道微生态的组成与健康人群相比存在明显差异，特点表现为IBS患者肠道菌群多样性减少、肠道优势菌群数量下降、肠道益生菌数量降低、肠道潜在致病菌数量增加。不同亚型IBS肠道菌群变化也有所不同，腹泻型IBS（IBS-D）患者双歧杆菌和乳酸菌数量减少较便秘型IBS（IBS-C）更严重，而IBS-C患者伴有消耗乳酸盐和H_2的细菌减少，产甲烷菌和还原型产乙酸菌减少。多项研究发现，IBS常伴有小肠细菌过度生长（SIBO）的发生，并且SIBO的发生对IBS的形成具有指示作用，而纠正SIBO后IBS的症状可明显缓解，这些研究提示SIBO与IBS的发生有密切联系。

（四）非酒精性脂肪性肝病

高脂肪饮食人群患非酒精性脂肪性肝病的风险较高，这跟肠道菌群又有何种千丝万缕的联系呢？

来自塔夫茨大学的研究人员揭示了定植在胃肠道中的有益菌群如何保

护机体抵御炎症，以及肠道菌群的失调为何会增加肝脏对多种疾病损伤的易感性。他们对小鼠进行研究后发现，当小鼠摄入高脂肪饮食数周后，其机体肠道菌群就会发生明显改变，即有些肠道菌群的水平会下降，有些则会升高；同时，研究人员对小鼠胃肠道、血清和肝脏所产生的代谢产物进行研究后，神奇地发现，相比低脂肪饮食的小鼠而言，在高脂肪饮食的小鼠中，某些代谢产物似乎和肠道菌群的改变直接相关，其中在高脂肪饮食的小鼠中有三种关键的代谢产物出现了缺失的状况，即色胺、吲哚-3-乙酸盐和黄尿酸。

研究人员鉴别出了小鼠机体肠道细菌产生的两种关键的代谢产物，即色胺、吲哚-3-乙酸盐，其能调节宿主机体的炎症表现，同时也能降低非酒精性脂肪性肝病的严重程度。

保持开朗的心境、维持科学的饮食、适量补充必要的益生菌与益生元（如水溶性膳食纤维），对维护我们的肠道健康至关重要，而保持自身肠道微生态平衡是防治慢性疾病的根本。

第二节
肠道菌群的作用

一、肠道菌群——人体的"第二大脑"

肠道是人体最重要的消化器官，有消化、吸收、营养、代谢的功能。人体肠壁内的神经节细胞超过1亿个，约与脊髓内所含的神经元数目相近。肠道周围还有丰富的肠神经系统，主要负责人们下意识的活动。控制人类情感的五羟色胺、多巴胺以及多种让人愉快的激素，95%是在肠道里合成的。因此，肠道还有人体的"第二大脑"的美称。

20世纪，医学界最伟大的创新是抗生素的临床应用，它改变了人体对抗疾病的能力。21世纪，人们正在重新定位抗生素与细菌的关系，得出的结论是，细菌并不总是对人体有害，许多微生物对人体的健康非常重要。

定植在机体肠道中的菌群与人体的神经系统、免疫调节和内分泌代谢密切交织在一起。这种复杂的关联是双向的：微生物组影响这些系统的功能，反之这些系统又改变细菌群落的活性和组成。

大量科学研究提示肠道菌群和中枢神经系统（CNS）存在相互作用，且能影响脑功能和行为，如图3-1所示。越来越多的研究利用小鼠模型进行微生物移植，结果显示，肠道菌群影响压力和焦虑相关的行为。与移植了健康对照个体"健康菌群"的无菌小鼠相比，来自人类抑郁症患者"抑郁菌"的粪菌移植，导致了小鼠的类似抑郁的行为。一些学者甚至担心"微生物移植能改变心情或思想，粪菌移植可能会（积极地或消极地）改变一个人的个性和身份"。

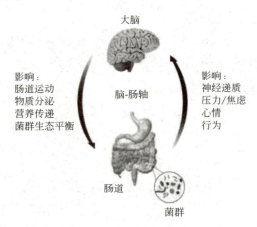

图3-1 肠道菌群和中枢神经系统的相互作用

二、微生物-肠-脑轴

肠道菌群对机体的作用不仅限于肠道，可以影响宿主的很多生理活动，还与其他器官交互作用，其中脑-肠轴研究较多。肠与脑之间的交互作用形成脑-肠轴，其整合了神经、免疫、内分泌的机制，而肠道菌群在脑-肠轴中可以起到类似信号分子的作用，有谓之"微生物-肠-脑轴"，于生命早期即在免疫功能、中枢神经系统和胃肠道功能等诸多方面起到调节作用。此轴在脑与肠/肠道微生物之间建立交互关系，肠与肠道微生物可以产生一些代谢产物和细胞因子入血并通过迷走神经传递信号，而脑也可以通过改变肠道的运动、分泌、通透性等来影响肠道微生物。婴幼儿期很多事件可以影响肠道菌群的建立与演变，从而导致脑－肠交互失衡。正常的肠道菌群对于脑－肠轴间信息的正常交互并维持机体健康十分重要。

三、肠道菌群——预测年龄

随着生理年龄的增长，肠道内菌群出现相应改变。以肠道内有益菌群的双歧杆菌为例，大多数人在少年时期，双歧杆菌就逐渐减少；到了青年时期，双歧杆菌比例从40%逐渐下降到10%左右，肠道开始老化；步入中老年期后，双歧杆菌等有益菌群数量又进一步减少。

来自美国的Zhavoronkov研究团队通过研究全球数千人的肠道细菌，得出了一个有趣的结论：肠道微生物组是一种非常精确的生物钟，能够预测大多数人的年龄，误差在几岁以内。该团队发现随着人们年龄的增长，一些细菌变得更加丰富，其他的细菌反而减少了，肠道细菌这些微妙的变化受到饮食、睡眠习惯和身体活动改变的影响。按照科学家们的大胆设想，未来根据一个人的肠道微生物组特征即可预测他的年龄，也可反映一个人的体质状况。

四、肠道菌群——防止食物过敏

先前的科学研究表明，对牛奶过敏的婴儿与非过敏性婴儿相比，肠道微生物的成分不同，一些微生物与发生食物过敏的风险较低相关。这一发现激发了科学家们的强烈研究热情，进一步验证没有牛奶过敏的婴儿的肠道微生物是否具有保护作用。

来自芝加哥大学科学家们的新研究表明，肠道微生物组可能有助于防止牛奶过敏。进而，研究人员对婴儿粪便样本中的微生物进行了分析，发现对牛奶过敏的婴儿粪便与非过敏性婴儿粪便之间存在许多差异。移植了来自非过敏性婴儿的微生物的小鼠也携带了一系列微生物，这些微生物以前被发现可以防止发生食物过敏。进一步的实验确定了一种微生物（*Anaerostipes caccae*）可以在单独移植到小鼠中时防止牛奶过敏的发生。研究人员得出结论，肠道微生物在调节对食物的过敏反应中起着关键作用。

五、肠道细菌——在生酮饮食的抗癫痫作用中起着关键作用

目前癫痫已成为困扰人类健康和社会发展的复杂性神经系统疾病,该病主要是由大脑神经元出现突发性异常放电所引发,多数患者于儿童时期发病。临床上对于治疗小儿癫痫的主要方法为药物治疗。长期应用抗癫痫药物不利于难治性癫痫患儿的骨骼发育,对患儿的骨代谢造成影响。因此较多学者将难治性癫痫的治疗转移到生酮饮食疗法上。生酮饮食是一种最有效的治疗耐药性癫痫的方法,对于生酮饮食控制癫痫的机制并不明确,究其原因可能是通过对患儿饮食结构的改善,促进患儿体内酮体的产生,而达到控制癫痫的效果,进而使患儿的癫痫发作次数降低,提高生活质量。

2018年一项新的科学研究中,美国加州大学洛杉矶分校的Elaine Hsiao研究团队首次建立癫痫易感性和肠道菌群之间的因果关系。该团队鉴定出特定的肠道细菌在高脂肪低糖类的生酮饮食的抗癫痫作用中起着关键作用。生酮饮食会增加两种类型的肠道细菌(*Akkermansia muciniphila*和*Parabacteroides*)的水平,两者的共同效应在防止癫痫发作中发挥着关键作用。这两类肠道细菌在肠道菌群中的水平可通过生酮饮食影响海马体(一个在扩散癫痫中起着重要作用的大脑区域)中神经递质释放的方式进而改变肠道和血液中的生化物质水平。

Elaine Hsiao团队通过癫痫的动物模型研究发现生酮饮食在不到四天的时间内就会大幅改变小鼠的肠道菌群,而且采用这种饮食的小鼠的癫痫发作显著减少。当然,大样本的人群验证还有待进一步科学研究。

六、肠道菌群——缓解神经性疾病症状

神经系统主要由中枢神经系统与周围神经系统组成。大量临床研究报道益生元或益生菌能减轻抑郁症、孤独症及其他神经系统疾病的症状。

(一)抑郁症

抑郁症与具体菌株或菌种的关系:124名抑郁症志愿者口服乳杆菌和

双歧杆菌与对照组相比，焦虑情绪和行为明显减少；此外，有动物研究发现，小鼠口服酸杆菌和空肠弯曲杆菌后表现出焦虑行为。从研究结果来看，乳杆菌和双歧杆菌能改善抑郁症状。BDNF（脑源性神经营养因子）既与孤独症和抑郁症的发生有关，也是胃肠内高敏感的生物标志物。无菌小鼠产后口服定植空肠弯曲杆菌后会表现出焦虑样行为，同时在小鼠海马组织和杏仁核组织中BDNF表达增加，使用过抗生素的小鼠BDNF水平下降。

（二）孤独症

孤独症儿童的粪便中至少有10余种梭状芽孢杆菌属菌，与正常人相比，孤独症患者粪便中的拟杆菌与厚壁菌增多。另外，双歧杆菌、乳酸菌、萨特氏菌、普氏菌、瘤胃球菌及产碱杆菌等共生菌均有所增加。另外，孤独症儿童粪便中的脱硫弧菌属较正常人也有明显增加。

（三）神经性厌食症

神经性厌食症患者粪菌中的拟球梭菌、链球菌及脆弱拟杆菌较同年龄段的正常人明显减少，乳杆菌的检出率较正常人也明显下降。

（四）神经退行性疾病

一项来自美国布莱根妇女医院的新研究揭示了肠道与大脑之间的关联性，解开了生活在肠道中的微生物的副产物影响神经退行性疾病进展的复杂相互作用。

这项新研究着重关注肠道细菌对两种在中枢神经系统中起主要作用的细胞（小胶质细胞和星形胶质细胞）的影响。小胶质细胞是身体免疫系统的一个组成部分，负责清除中枢神经系统中的斑块、受损细胞和其他需要清除的物质。但是小胶质细胞也能够将诱导神经毒性的化合物分泌到星形胶质细胞表面上。这种损伤被认为会导致许多神经系统疾病，包括多发性硬化症。

布莱根妇女医院的研究人员首次报道了肠道细菌产物如何直接作用于小胶质细胞上，从而阻止炎症发生。这些研究人员报道当肠道细菌降解膳

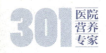

食中的色氨酸时,这些肠道细菌产生的副产物通过它们对小胶质细胞的影响限制大脑中的炎症。他们进一步的研究提示:由色氨酸降解产生的化合物能够穿过血脑屏障,激活一个限制神经变性的抗炎通路。

(五)帕金森病

来自芬兰的研究者们发表了一项新的研究成果:他们通过比较正常人与帕金森病(PD)患者肠道微生物的成分特征,发现相比于正常样本,PD患者肠道微生物群中普雷沃氏菌属的丰度发生了明显的下降。如果进一步的研究能够证明PD是由于肠道这种特定微生物的缺失而引发的,那么向患者体内补充此种微生物就可能减缓疾病的恶化,甚至阻止疾病的发生。

第三节
幽门螺杆菌

一、幽门螺杆菌简介

(一)幽门螺杆菌的前世今生

幽门螺杆菌是一种革兰氏阴性、微需氧的螺形杆菌,其在活体内呈螺旋形,在活体外呈杆状,这种细菌主要引起胃幽门部位的炎症病变,故命名为幽门螺杆菌(*Helicobacter pylori*,Hp)。1982年由消化科医生Marshall和病理科医生Warren在胃内发现,通常黏附于胃黏膜以及细胞间隙,是目前发现的唯一能在人胃内定植、生存的细菌。

胃部微环境局部氧分压较低,且存在高浓度的胃酸和消化酶,这些条件对共生菌的定植是不利的。但是,幽门螺杆菌已经进化到可以在这种环境中生存,它不仅具有耐受微嗜氧环境的能力,还能通过调节细菌微环境的尿素酶的表达来提高pH值,加上提供动力的鞭毛,幽门螺杆菌能够进入胃壁的深层黏膜,从而利用宿主的黏膜防御来开发一个生存壁垒。如果幽门螺杆菌检查阳性，则需要接受正规的三联疗法或四联疗法抗菌治疗。

（二）幽门螺杆菌的传播途径

幽门螺杆菌感染可在人与人之间传播，传播途径是消化道，可以通过口-口（共用餐具、水杯等）、胃-口（胃部内容物反流到口腔）、粪-口（幽门螺杆菌可随大便排出）三个途径进行传播感染。

一项对我国自然人群幽门螺杆菌感染的流行病学调查提示，不同地理环境Hp的感染率存在一些差异，但人群特性对其影响更大。成人感染率为40.50%～90.00%，儿童感染率为25.00%～64.39%，平均幽门螺杆菌感染率为50%以上。

幽门螺杆菌感染率的高低与民族或人种关系并不密切，而与地理环境有一定的关系，主要与生活环境及生活习惯有关，具有明显的人群或家庭的聚集性，提示幽门螺杆菌的重要传播途径是人与人之间的传播。其中，儿童的幽门螺杆菌感染主要来自年长的家庭成员，家庭内传播可能是幽门螺杆菌感染的主要途径。

（三）幽门螺杆菌的公认危害及临床症状

幽门螺杆菌感染与人类多种上消化道疾病密切相关，幽门螺杆菌感染者中约15%～20%发生消化性溃疡，5%～10%发生幽门螺杆菌相关消化不良，约1%发生胃恶性肿瘤（胃癌、黏膜相关淋巴组织淋巴瘤）。早在1994年世界卫生组织（WHO）下属的国际癌症研究机构就将幽门螺杆菌定为胃癌的Ⅰ类致癌原。大量研究证据显示，肠型胃癌（占胃癌大多数）的发生是幽门螺杆菌感染、环境因素和遗传因素共同作用的结果。因此幽门螺杆菌感染是目前导致胃癌最重要且可控的危险因素，根除幽门螺杆菌应成为胃癌的一级预防措施。

幽门螺杆菌感染可在部分患者中引起消化不良症状，如餐后腹胀、早饱感、上腹胀痛、上腹灼热感、嗳气、食欲不振、恶心、反酸等，患者进食或情绪波动等为常见诱发因素。然而，大多数幽门螺杆菌感染者并无症状和并发症，但所有幽门螺杆菌感染者几乎均存在慢性活动性胃炎，亦即幽门螺杆菌胃炎。因此幽门螺杆菌胃炎不管有无症状和（或）并发症，仍是一种感染性疾病，根除治疗对象可扩展至无症状者。

（四）幽门螺杆菌感染的检测手段

目前幽门螺杆菌感染的检测手段分为侵入性诊断和非侵入性诊断两种方式。侵入性诊断是指胃镜活检，即在胃镜检查时取下一小块胃组织，通过培养法、快速尿素酶法或组织学镜检法进行活检。

非侵入性诊断幽门螺杆菌的方法主要有尿素呼气试验、粪便抗原试验和血清学试验。Maastricht-5共识提出：^{13}C尿素呼气试验是诊断Hp感染最好的方法，具有高敏感性和特异性；^{14}C尿素呼气试验因为廉价也被建议，但有放射性，不能用于儿童和孕妇。因此，尿素呼气试验是目前临床应用最广泛、检测准确性相对较高的检测方法。

当存在以下疾病时，推荐去正规医院筛查幽门螺杆菌：①消化性溃疡（不论是否活动和有无并发症史）；②胃黏膜相关淋巴组织淋巴瘤；③慢性胃炎伴消化不良症状；④慢性胃炎伴胃黏膜萎缩、糜烂；⑤早期胃肿瘤已行内镜下切除或胃次全手术切除；⑥长期服用质子泵抑制剂（PPI）；⑦胃癌家族史等。

幽门螺杆菌根除适应证包括：长期服用PPI、计划长期服用非甾体抗炎药（NSAID，包括低剂量阿司匹林）、不明原因的缺铁性贫血、特发性血小板减少性紫癜、其他幽门螺杆菌感染相关性疾病（如淋巴细胞性胃炎、增生性胃息肉、Ménétrier病）、证实有Hp感染。

二、与饮食的关系

（一）饮食危险因素

盐腌食物的摄入增加了幽门螺杆菌持续感染的可能性，是幽门螺杆菌感染的危险因素。腌熏食物对胃黏膜可能存在直接刺激作用，导致其屏障功能损害，利于幽门螺杆菌侵入并生长繁殖，进一步促进消化道黏膜的炎症和溃疡。因此，减少腌熏食物的摄入可能是减少幽门螺杆菌感染的有效措施。

（二）饮食保护因素

1. 酸奶

喝酸奶可降低幽门螺杆菌感染率，而饮牛奶却没有类似的效果。不同于牛奶，酸奶是发酵的乳制品，可提供胃肠道有益菌种即乳酸杆菌。国外研究显示，Hp感染的动物或人类模型中，乳酸杆菌均可以抑制幽门螺杆菌的生长。亦有临床试验发现，在标准幽门螺杆菌抗生素疗法中加入发酵奶制品（包含有益菌种），不仅增加了根除率，且降低了不良反应。基础研究认为，乳酸杆菌能维持胃肠道微生物环境而阻止幽门螺杆菌黏附于上皮细胞；释放细菌素或乳酸而降低幽门螺杆菌尿素酶活性，抑制幽门螺杆菌的生长繁殖及减轻胃部炎症。

2. 绿茶

绿茶是减少幽门螺杆菌感染的因素。绿茶的作用来源于其主要成分儿茶素，儿茶素具有广泛的抗菌作用，对金黄色葡萄球菌、霍乱弧菌、副溶血性弧菌等具有明显的抑菌效果。体外试验发现，儿茶素不仅能抑菌，且能直接杀灭幽门螺杆菌。此外，在幽门螺杆菌诱导的小鼠胃炎模型中，绿茶儿茶素可抑制幽门螺杆菌生长并减轻胃黏膜炎症。饮茶的年限、饮茶量与幽门螺杆菌感染呈明显的剂量效应关系，饮茶能显著减少Hp感染的危险性。

3. 豆类

豆类食物减少是幽门螺杆菌感染的因素，这可能是因为豆类食物中含有抗氧化因子——大豆异黄酮。国外有研究发现进食足量抗氧化微量元素会减少幽门螺杆菌的感染。

（三）预防幽门螺杆菌感染的措施

理论上说起来简单，病从口入，只要不让这种细菌进入口中就可以预防，但这些能让人群普遍感染的小细菌自然有生存的策略，那就是容易互相传染。因此，光自己预防幽门螺杆菌还不够，家人应该同时治疗。碗筷消毒，提倡分餐，家庭成员之间不混用水杯、牙刷、漱口杯等，注意口腔卫生，定期换牙刷，坐便器经常消毒，减少"粪-口"途径传播，少生吃蔬菜肉类，少吃过于酸甜、辛辣食物，少食烟熏、腌制食物，戒烟、限酒，多锻炼身体增强免疫力是预防幽门螺杆菌感染的关键措施。

在外就餐若餐具循环使用，没有及时消毒也可能会感染幽门螺杆菌。此外，父母与儿童的餐具应分开使用，更要摒弃用口对口的方式给婴幼儿喂食或将咀嚼后的食物给孩子吃的习惯。

根治后的患者一样也要注意预防再次感染，主要是预防日常亲密接触再次传染，因此，家人一同治疗是避免相互传染、再次感染的关键。

第四节 益生菌和益生元

一、益生菌

肠道不仅是人体内最大的"加油站"和"排污厂"，还是人体最大的疾病防御"堡垒"。在肠道内住着一群微生物，形成一个庞大的肠道菌群生态系统。这些微生物中，超过99%都是细菌，它们与人体健康建立了密切的联系。而益生菌对维持肠道菌群平衡起着重要的作用。

（一）益生菌简介

肠道菌群有好有坏，简单通俗地讲，益生菌就是其中对人体产生有益作用的细菌。而世界卫生组织将其精准解释为一类对宿主有益的活性微生物，是定植于人体肠道、生殖系统内，能产生确切健康功效从而改善宿主微生态平衡，发挥有益作用的活性有益微生物的总称。人体、动物体内有益的细菌或真菌主要有酪酸梭菌、乳酸杆菌、双歧杆菌、放线菌、酵母菌等。

（二）益生菌与人体的关系

益生菌群肩负着维护生命健康的重大责任。一方面，大量的益生菌群黏附在肠壁上，为肠道穿上了一层天然的铠甲，避免肠壁与有害物质直接接触，从而形成肠道的第一道防线。另一方面，益生菌共生菌群会与肠道的免疫系统形成互动，刺激后者的发育，使肠道面对致病微生物的侵占攻击时更加强大。此外，益生菌菌群还会直接上阵，帮助消灭致病菌。如果益生菌压制或打败了致病菌，肠道便是健康的，但是，战斗中益生菌也会牺牲、受伤，如果得不到及时支援，致病菌占优势时，便会产生大量有害物质，被肠道吸收入血后导致各种疾病的发生。

有研究指出，体魄强健的人肠道内有益菌的比例达到70%，普通人则是25%，便秘人群减少到15%，而癌症患者肠道内的益生菌的比例只有10%。

如此看来，只有保证益生菌的品种、数量，让益生菌占优势，人体才能保持健康状态。

（三）益生菌的作用

1. 益生菌可以缓解乳糖不耐受，促进机体营养吸收

益生菌有助于营养物质在肠道内的消化，它能分解乳糖成为乳酸，减轻乳糖不耐受症状。双歧杆菌和乳酸杆菌不仅可以产生各种维生素如维生素B_1、维生素B_2、维生素B_6、维生素B_{12}、烟酸和叶酸等以供机体所需，还能通过抑制某些维生素分解菌来保障维生素的浓度。另外，双歧杆菌还可以降低血氨改善肝脏功能。

2. 益生菌可以调整肠道微生态失调，防治腹泻、便秘

益生菌进入人体肠道内，通过其生长及各种代谢作用促进肠内菌群的正常化，抑制肠内有害菌产生腐败物质，保持肠道功能正常。它对病毒和细菌性急性肠炎及痢疾、便秘等都有治疗及预防作用。益生菌和慢性胃炎、消化道溃疡等很多消化系统疾病有密切的关系。一部分益生菌能抗胃酸，黏附在胃壁上皮细胞表面，通过其代谢活动抑制幽门螺杆菌的生长，预防胃溃疡的发生。

3. 益生菌的代谢产物可以产生生物拮抗，增强人体免疫力

益生菌产生有机酸、游离脂肪酸、过氧化氢、细菌素等抑制其他有害

菌的生长；通过竞争夺氧使需氧型有害菌大幅度下降。另外，益生菌能够定植于黏膜、皮肤等表面或细胞之间形成生物屏障，通过占位、争夺营养、互利共生或拮抗作用，阻止有害菌的定植。同时，益生菌可以刺激机体的非特异性免疫系统功能，提高自然杀伤细胞的活性，增强肠道免疫球蛋白IgA的分泌，改善肠道的屏障功能。

4. 益生菌可以控制高血压

乳酸菌产生的某些物质，如 γ-氨基丁酸具有降低血压的功效。还有一部分益生菌能特异性分解乳蛋白（酪蛋白），产生可以抑制引起血压上升的酶（血管紧张素转化酶）、活性多肽。

5. 益生菌有预防泌尿生殖道感染的作用

不少益生菌可以降低pH值，通过酸化输尿管、阴道环境来抑制有害细菌的生长，同时还可以通过与有害菌竞争地盘和营养而遏制它们。

6. 益生菌有缓解过敏的作用

过敏是一种免疫疾病，是人体内免疫功能失调出现的不平衡状况。有过敏体质的人当外来物质或生物体刺激免疫系统产生免疫球蛋白E（IgE）数量过多，使其释放出一种叫组胺的物质从而引发过敏症状。而益生菌便是通过调节体内IgE抗体的方法，来达到缓解过敏的效果。

7. 益生菌能降低血清胆固醇

可能与其调节和利用内源性代谢产物并且加速短链脂肪酸的代谢有关。

8. 益生菌能一定程度预防癌症和抑制肿瘤生长

乳酸杆菌能提高巨噬细胞的活性，并能防止肿瘤的生长。益生菌可以抑制某些可能参与肠道内致癌物形成的酶的活性。胆盐经肠道遇有害菌后，或许可以发生解离，产生致癌物质，容易引起肠癌。但益生菌可以抑制有害菌，即使有胆盐存在，致癌率也大大降低。

由此可见，保护肠道健康，维持肠道菌群生态平衡至关重要。

（四）益生菌的来源

1. 食物

益生菌食品已使用了数千年，均为发酵食物，如纳豆、味增、泡菜、豆豉、酸菜、酸奶、红茶菌、奶昔、奶酪等。平时可以适当进食这类发酵食品，但不建议作为补充益生菌的主要途径。

2. 保健食品与药品

目前市场上益生菌产品种类繁多，有胶囊、片剂或固体饮料等，既有益生菌食品，也有注册获批的益生菌保健产品，甚至药品。

（五）挑选益生菌的要素

1. 菌株决定功效

益生菌的功效具有高度菌株特定性，所以要明确到属、种、株。比如乳双歧杆菌HN019，乳双歧杆菌就是菌种，HN019就是菌株。没有标注菌株的益生菌产品，是否有效还有待验证。

2. 活性是关键

温度和形态很重要，一般益生菌为了保持活性，需要低温冷链运输和保藏，但目前也有粉状的益生菌产品可以常温保藏使用。

3. 菌数量是指标

数量充足是益生菌制剂作用的特点之一，益生菌，尤其是不能耐胃酸的益生菌，到达肠道前会经过胃酸、胆汁等的消化，大量损耗，到达肠道并具有活性的只是其中一部分。保质期内30万、50万、100万、50亿、300亿活菌数含量的益生菌其作用各不相同。个体摄入数量不是越高越好，要根据安全指示正确摄入。

4. 使用安全

有些益生菌制剂含肠球菌。据统计，肠球菌已成为医院内感染的重要致病菌之一，世界卫生组织建议益生菌产品中不宜使用肠球菌。另外，并不是所有的益生菌产品均有改善肠道健康的良好功效。对于同一菌株的不同制剂、不同剂量治疗不同疾病或不同菌株的益生菌制剂均应进行严格临床验证，以确保疗效与安全。

（六）服用益生菌的注意事项

① 益生菌厌氧，服用时应该尽量避免和空气接触。比如，给儿童喂食益生菌时，一旦冲好就要尽快服用。

② 有些益生菌不耐胃酸，经过胃以后，基本都被杀死，很难进入肠道，这种益生菌最好是饭后再服用。对于耐胃酸的益生菌，饭前饭后均可服用。

③ 益生菌怕烫，冲服时水温不要超过37℃。益生菌的最佳生长温度和人体肠道正常温度接近，大约是37℃。

④ 益生菌不要和抗生素、思密达等同时服用。如必须服用的话，建议口服抗生素后最少2h再服用益生菌。

益生菌对人体是有益的，因此，近几十年来，多种益生菌制剂被开发应用于临床疾病的预防和治疗。但它的本质是细菌，对于一些免疫力较弱的群体，比如，新生儿及恶性肿瘤、糖尿病和器官移植术后恢复期等的患者，一些益生菌可能会变成机会致病菌，诱发肺炎、感染性心内膜炎、脓毒血症等，危及生命。此外，益生菌的滥用可能会导致质粒介导的抗生素耐药性转移到肠道，有感染病原体的风险。研究表明，实际上，益生菌更多的只是一种辅助作用，不能发挥直接的治疗作用。

因此，益生菌对疾病的治疗和预防是非常复杂的问题。目前已有资料证实，现有的益生菌制剂对很多疾病并无疗效，或疗效尚无定论。即使在使用有益的情况下，也需要严格掌握使用菌种及剂量。

二、益生元

益生元是一种膳食补充剂，是通过选择性地刺激一种或几种菌落中的细菌生长与活性而对宿主产生有益的影响从而促进宿主健康的不可被消化的食品成分。

益生元是一种特殊的低聚糖，其主要成分包括低聚果糖、低聚半乳糖、低聚麦芽糖、低聚木糖、大豆低聚糖、菊粉、乳果糖。主要存在于人乳、蜂蜜、大豆、洋葱、大蒜等多种食物中。另外，红酒、坚果、香蕉、燕麦中亦含大量益生元，均可使体内益生菌得到充分营养。益生元目前主要应用于功能性食品中，作为药物在临床使用的仅有乳果糖。

益生元是益生菌的"食物"，为益生菌提供养料，促进肠道内益生菌的生长繁殖。益生元自身没有生理活性，只服务于益生菌，无法被有害菌代谢。益生元和益生菌相辅相成，同样具有抑制有害菌、激发细胞活力、增强人体免疫力的作用。因此，常服用益生菌和益生元的组合制剂，以更加有效地发挥益生菌的作用。

然而，疾病防治因人而异，需要掌握个体化原则。益生元属于不溶性纤维，可促进肠道蠕动，增加粪便的水分。腹泻的患者如果大量服用益生元，肠道会持续蠕动，增加疲劳感，所以有腹泻症状的人，需先服益生菌，待腹泻改善后再服益生元，对肠道菌群进行调节和巩固。

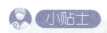

益生元的特点

① 在上消化道不会被分解代谢，由肠道菌群在结肠内发酵分解。

② 能够选择性地刺激肠内益生菌的生长代谢，但对于潜在的致病性或腐败性有害菌则没有任何促进作用。

第五节
粪菌移植

一、粪菌移植简介

粪菌移植（FMT）是将健康人粪便中的功能菌群，移植到患者肠道内，重建新的肠道菌群，实现肠道与肠道外疾病的治疗。

目前而言，粪菌移植并不是把别人的粪便直接移植到患者肠道，而是分离纯化供者的粪便菌群或对粪便进行适当处理后进行移植，按状态不同，可分为发酵扩增、新鲜移植及冰冻三种。

二、粪菌移植的前世今生

"粪菌移植"是近年来新出现的词汇，其实，早在公元4世纪，我国就有关于将粪便用于治疗的记载。东晋时期，当时的医家葛洪在《肘后备急方》中记载了用人粪清治疗食物中毒、严重腹泻、发热并濒临死亡的患者。书中描述："绞粪汁，饮数合至一二升，谓之黄龙汤，陈久者佳"。而用人粪便治疗多种消化道急危重症的方法，在明朝时期达到极致。李时珍所著《本草纲目》，记载用人粪治病的疗方多达二十多种。但随着粪便中大肠埃希菌及肺炎克雷伯菌的发现，我国加强对药品安全与卫生的规定及西医在我国的迅速发展，人粪移植很快淡出人们的视野。

现代医学史上，粪菌移植于17世纪为兽医所用，而应用于人类的最早案例是在1958年，美国医生Ben Eiseman及其同事将粪便通过灌肠的形式治疗4例伪膜性肠炎的患者，同一时期，中国大连医科大学的康白教授进行了类似的研究。近年来，随着科学技术的发展，肠道菌群在人体中的作用受到科学家的重视，自此关于肠道菌群的研究如雨后春笋般层出不穷，粪菌移植也随之出现。

三、粪菌移植的原理

一个成年人大约由 10^{13} 个细胞构成,而其体内所携带的微生物竟达 10^{14} 个,这些微生物所携带的基因数量更是人体自身基因的100倍,其对人体的肠道功能、代谢、营养等生理过程起到重要的影响。有研究称,肠道正常微生态菌群可通过黏膜屏障功能、免疫功能等方式抵抗外来菌群的定植,通过代谢功能、营养功能调节人体代谢,通过参与脑-肠轴功能的构建,影响宿主肠道局部和中枢神经系统。因此,粪菌移植的意义在于重建正常的肠道微生态结构。

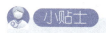

粪菌移植

粪菌移植供体通过严格"排除法"筛选,菌群成分含有大量的益生菌和共生菌,这些复杂的微生物组之间的相互作用可能产生单一或者数种微生物种群所不能提供的物质或作用。

因此,粪菌移植相比于饮用/灌肠酸奶或者药品化益生菌,更贴近于机体生理过程。

四、粪菌移植的操作

粪菌移植能够发挥确切疗效的原因,是移植的人粪菌群尽可能维持了健康供者的功能肠道菌群,并最终在受试者肠道内重建适合其的功能菌群。因此,粪菌移植被定义为一种特殊的"器官移植",它是人类唯一可真正共享的"器官",不需要考虑免疫排斥反应的问题。然而,移植相关的疾病传染需要严格避免。

(一)供者的选择

要移植粪便,那就需要原料来源——粪便。为了分离到一份优质的不含病菌的粪菌群,对捐粪者的要求很高。捐粪首先要排除供者血液和粪便中可能含有的病原体。除了化验指标,还必须同时考虑其他因素,如近期所服药物、所患疾病、性生活方式等。在一定程度上，捐粪比献血的要求还严格。

供者的主要来源有健康的家人、朋友以及招募的志愿者。

（二）粪便准备

一般来讲，要收取50～300g粪便，留取以后，将它溶于生理盐水中，通过搅拌溶解、过滤、离心以后，形成均一溶液，6h内将粪菌液移植到患者肠道内进行治疗。也可以将粪菌液放到-80℃环境下低温冻存，冻存粪菌液可保存1～8周。

应尽量使用最少的步骤来准备新鲜粪便。用于FMT的粪便可以冰冻，并且同样需使用最少的步骤准备冰冻粪便。

（三）输注途径

粪菌输注途径分为上消化道、中消化道、下消化道3种途径。

上消化道途径主要指口服粪菌胶囊。中消化道途径包括鼻肠管、胃镜钳道孔、经皮内镜胃造瘘空肠管。下消化道途径包括结肠镜、灌肠、结肠造瘘口、经内镜肠道植管术（TET）等。

因此，只有在中消化道以及TET给药时才需要进行内镜下手术留置给药管道。

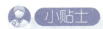

粪菌移植的检查

移植的菌群一般来说可以定植于受体的肠道黏膜，但是由于受体肠道黏膜的严重损伤或者药物影响，也可能导致移植菌群不能定植存活于受体的肠道内。因此，需要对移植后的受体粪便菌群进行检查，如果出现细菌数量或者种群的再次下降，可以再次进行移植。

一般在一个移植周期内，只要粪菌条件许可，可以每天进行移植。

五、粪菌移植的应用

随着微生态研究的不断深入，粪菌移植的应用日益广泛。2013年4月，粪菌移植写入难辨梭状杆菌感染的治疗指南，同时粪菌移植在炎症性肠病、肠易激综合征，甚至很多肠外疾病（如帕金森病、纤维肌痛、慢性疲劳综合征、多发性硬化症、肌痉挛、肥胖、胰岛素抵抗、代谢综合征及儿童退化性自闭症等）的治疗中发挥很好的作用。

（一）艰难梭菌感染

艰难梭菌感染（CDI）通常是由使用抗生素引起肠道菌群失调所致，其死亡率可达5%～40%。虽然抗生素被用于CDI初次发作时的治疗，但大多无法完全根除，且在使用抗生素常规治疗后，肠道正常菌群亦被破坏杀死，停用抗生素后，耐药的艰难梭状芽孢杆菌孢子不断增长，因此，CDI的发生频率、严重程度及复发率呈不断上升趋势，而抗生素对于复发性和难治性CDI疗效不佳。于是，一些新的方法逐渐被应用于治疗复发性CDI。2012年有研究报道显示，粪菌移植治疗CDI的总治愈率高达98%，而且91%的患者通过1次移植即可治愈。2013年，另一项试验发现，粪菌移植可使81%的复发性CDI患者症状缓解，而只接受万古霉素治疗的缓解率为31%。

粪菌移植已被证明比目前复发性CDI的标准治疗方案更有效、疗效更持久。粪菌移植可增加肠道微生物多样性，形成对入侵病原体的定植抗力，引入的"健康"菌群可维持肠道上皮完整性、限制肠道通透性、减少局部和全身炎症反应、改变胆汁酸代谢，从而提高机体对CDI的抵抗力。粪菌移植在这些患者中的应用证实，粪菌移植后患者肠道菌群的改变是持久的，并且大多是安全的，副作用较小。

（二）炎症性肠病

炎症性肠病（IBD）是一种慢性非特异性肠道炎症性疾病，包括溃疡性结肠炎（UC）和克罗恩病（CD），它的发病机制尚不明确，可能与肠道菌群与宿主细胞间的交互作用有关。实验发现，IBD患者肠道微生物的多样性较健康者降低了25%，且其厚壁菌与拟杆菌数量减少，但同时放线菌与变形杆菌数目明显升高。但目前尚不清楚IBD与肠道菌群失调的因果关系。

自1989年始，多项研究结果发现，部分IBD患者接受粪菌移植后达到临床缓解，生活质量得到改善。但是，也有一些研究显示，粪菌移植可导致IBD患者病情恶化，而原因是否为粪菌移植本身或其他因素尚不清楚。因此，粪菌移植治疗IBD的疗效尚需积累足够的临床证据。

（三）肠易激综合征

肠易激综合征（IBS）是一种慢性功能性胃肠道疾病，以持续或间歇发作的腹痛、腹泻和便秘为临床表现，累及全世界人群的10%～20%。IBS的发病机制尚未完全清楚。研究表明，肠道菌群紊乱与IBS相关，肠道菌群紊乱引起的肠道运动异常及内脏感觉过敏可能为IBS的发病机制。因此，纠正肠道菌群紊乱可能会减轻或改善IBS症状，这种推论通过益生菌和抗生素治疗IBS的显著临床效果得到证明。但是，目前对于粪菌移植成功治疗IBS的报道较少。

（四）肠道外疾病

有多项研究报道了动物模型中肠道菌群在内分泌疾病发病机制中的重要性。目前有关肠道菌群与机体代谢平衡方面有一个新观点，即2型糖尿病和肥胖人群与高脂饮食所激发的机体轻度炎症反应密切相关。然而研究发现，作为一种细菌性因素，肠道菌群中革兰氏阴性杆菌产生的脂多糖是高脂饮食诱发机体出现肥胖症、糖尿病和炎症反应的前提条件。因此，粪菌移植或许可用于临床上辅助治疗糖尿病、肥胖症。

粪菌移植在减轻一些难治性疾病症状方面也有个例报道，如肝性脑病、血液疾病、精神疾病、自身免疫性疾病。虽然这些研究证明粪菌移植很有前途，但仍需提供足够强有力的证据来更加规范地实施。

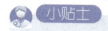

粪菌移植的适用对象

粪菌移植理论上适合于所有年龄的患者，但目前国际上一般仅限于艰难梭菌感染、未明确病原体感染的伪膜性肠炎及炎症性肠病的补救治疗。

六、粪菌移植的安全性

粪菌移植短期安全性较好，轻度不良反应包括腹部不适、腹胀、腹泻、便秘、呕吐、短期发热等，严重不良反应包括内镜操作引起的穿孔和出血，以及肠道病原体的传播。

粪菌移植的长期安全性主要集中在移植带来的可能病原体感染和与菌群改变可能引起的相关疾病，更大的担忧则是一些基于肠菌构成的慢性疾病的发生，包括肥胖、糖尿病、动脉硬化、炎症性肠病、结肠癌、非酒精性脂肪性肝病、肠易激综合征、哮喘、孤独症等。

七、粪菌移植的未来

利用人的粪菌来治病，将是未来医学研究的一个重要方向，樊代明院士这样判断。不过虽然很火，但这项技术的推广普及还面临着很多挑战。毕竟细菌的概念才出来一百多年，一千多种细菌之间以及与宿主之间的相互作用机制，人类还知之甚少。现在还不知道到底哪些患者合适，哪些不合适，一切还在探索中。

可喜的是，近年有研究者从健康人粪便中分离出33种细菌，培养后制成细菌混合物，成功治愈两例复发性CDI患者，揭示用粪人工组合菌群治疗代替粪菌移植的可能性。另外，发现和开发特定菌群的靶向治疗或途径，也是一个重要的新技术转化领域。

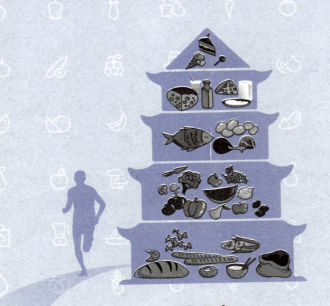

第四章

胃部疾病，于食疗益

第一节
反流性食管炎饮食

一、疾病概述及临床特点

反流性食管炎（RE）是由胃、十二指肠内容物反流入食管引起的食管炎症性病变，内镜下表现为食管黏膜的破损，即食管糜烂和（或）食管溃疡。反流性食管炎可发生于任何年龄的人群，成年人发病率随年龄增长而升高。西方国家的发病率高，而亚洲地区发病率低。这种地域性差异可能与遗传和环境因素有关。但近二十年全球的发病率都有上升趋势。中老年人、肥胖者、吸烟者、饮酒及精神压力大者是反流性食管炎的高发人群。

反流性食管炎典型症状表现为胸骨后烧灼感（烧心）、反流和胸痛。烧心是指胸骨后向颈部放射的烧灼感，反流指胃内容物反流到咽部或口腔。反流症状多发生于饱餐后，夜间反流严重时影响患者睡眠。食管炎的严重程度与反流症状没有相关性。反流性食管炎患者有胃食管反流的典型症状，但也可无任何反流症状，仅表现为上腹疼痛、不适等消化不良的表现。严重的食管炎患者的临床表现并不一定很严重。疾病后期食管瘢痕形成狭窄，烧灼感和烧灼痛逐渐减轻，但出现永久性咽下困难，进食固体食物时可引起堵塞感或疼痛。严重食管炎者可出现食管黏膜糜烂而致出血，多为慢性少量出血。长期或大量出血均可导致缺铁性贫血。

二、饮食营养原则

① 忌酒戒烟：烟草中含尼古丁，可降低食管下括约肌张力，使其处于松弛状态，加重反流；酒的主要成分为乙醇，不仅能刺激胃酸分泌，还能使食管下括约肌松弛，是引起胃食管反流的原因之一。

② 进食易消化无刺激性的食物，如半流质或少渣食物。注意少量多

餐，忌食机械性、化学性刺激的食物和生冷的食物。减少摄入酸性饮料、咖啡、茶、甜食、刺激性调料。

③ 低脂饮食，可降低进食后反流症状的发生频率。相反，高脂肪饮食可促进小肠黏膜释放胆囊收缩素，易导致胃肠内容物反流。凡胃酸过多者，应禁食浓鸡汤等浓缩鲜汤、酸性食品、大量蛋白质等，避免引起胃酸分泌增加。烹调以煮、炖、烩为主，不宜用油煎炸。

④ 蛋白质可刺激胃酸分泌，刺激胃泌素的分泌，胃泌素可使食管下括约肌张力增加，抑制胃食管反流，可适当增加蛋白质，例如瘦肉、牛奶、豆制品、鸡蛋清等。

⑤ 减少进食量。饱食易导致一过性食管下括约肌松弛。应细嚼慢咽，少量多餐。

⑥ 晚餐不宜吃得过饱，避免餐后立刻平卧。就寝时床头整体宜抬高 10～15cm，对减轻夜间反流是个行之有效的办法。

⑦ 保持适宜体重，心情舒畅，增加适宜的体育锻炼。尽量减少增加腹内压的活动，如过度弯腰、穿紧身衣裤、扎紧腰带等。

> **小贴士**
>
> **反流性食管炎为什么需要减肥？**
>
> 肥胖者应该减轻体重。因为过度肥胖者腹腔压力增高，可促进胃液反流，特别是平卧位更严重，应积极减轻体重以改善反流症状。

第二节
胃溃疡饮食

一、疾病概述及临床特点

胃溃疡是一种多发病、常见病。溃疡的形成有各种因素，其中酸性胃液对黏膜的消化作用是胃溃疡形成的基本因素。近年来的实验与临床研究表明，胃酸分泌过多、幽门螺杆菌感染和胃黏膜保护作用减弱等因素是引起胃溃疡的主要环节。胃排空延缓、胆汁反流、胃肠肽的作用、遗传因素、药物因素、环境因素和精神因素等，都和胃溃疡的发生有关。

胃溃疡的疼痛常在餐后1h内发生，经1～2h后逐渐缓解，直至下餐进食后再复出现上述节律。疼痛性质多呈钝痛、灼痛，一般较轻而能耐受，持续性剧痛提示溃疡穿透或穿孔。除中上腹疼痛外，尚可有唾液分泌增多、烧心、反胃、反酸、嗳气、恶心、呕吐等其他胃肠道症状。食欲多正常，但偶可因食后疼痛发作而惧食，以致体重减轻。全身症状可有失眠等神经症的表现，或有缓脉、多汗等自主神经系统不平衡的症状。

二、饮食因素与胃溃疡的关系

胃溃疡患者的代谢一般不会改变，但溃疡的发生、发展与膳食因素密切相关。长期食用对胃黏膜有损伤的食物如过烫、过冷、过酸、过辣、含亚硝酸盐过多的食物，过于粗糙的食物，霉变、腌制、熏烤和油炸的食物，浓茶、咖啡、酒精饮料，或没有良好的饮食习惯如三餐进食无规律、咀嚼不充分等均易破坏胃黏膜屏障，从而导致胃溃疡的发生；膳食脂肪会抑制胃排空，使食物停留在胃部的时间延长，会促进胃酸分泌，加剧胆汁反流，从而诱发或加重溃疡。

胃溃疡的发生会影响营养情况。一方面消化不良的症状会影响患者日常进食，另一方面胃黏膜损伤会影响蛋白质的消化及维生素B_{12}的吸收。

三、饮食营养原则

① 选择营养价值高、细软易消化食物，如牛奶、鸡蛋、豆浆、鱼肉、瘦肉等。经加工烹调使其变得细软易消化、对胃无刺激。

② 三大营养素比例供给要求：蛋白质对胃酸起缓冲作用，可中和胃酸，但蛋白质在胃内消化又可促进胃酸分泌，因此，供应足够的蛋白质以

维持机体需要则为每日每千克体重按1g适宜；不需严格限制脂肪，因为脂肪可以抑制胃酸分泌，适量脂肪对胃肠黏膜没有刺激，每日可供给70～90g，选择易消化吸收的乳融状脂肪（如奶油、牛奶、蛋黄、黄油、奶酪等），也可用适量植物油；糖类既无刺激胃酸分泌作用，也不抑制胃酸分泌，每天可供给300～350g。选择易消化食物如粥、面条、馄饨等，主食以面食为主。蔗糖不宜太多，因其可使胃酸分泌增加，且易胀气。

③ 供给丰富维生素，选富含B族维生素、维生素A和维生素C的食物。

④ 少量多餐，定时定量，每天5～7餐，每餐量不宜多。少量多餐可中和胃酸，减少胃酸对溃疡面的刺激，又可供给营养，有利于溃疡面愈合，对急性消化性溃疡更为适宜。

⑤ 少盐饮食（每日少于6g），以减少胃酸的分泌。

⑥ 避免刺激性食物，机械性和化学性刺激食物均应避免。机械性刺激食物可增加对黏膜的损伤，破坏黏膜屏障，如粗粮、芹菜、韭菜、雪菜、竹笋及干果类等；化学性刺激食物会增加胃酸分泌，对溃疡愈合不利，如咖啡、浓茶、烈酒、浓肉汤等。

⑦ 忌食易产酸产气及生冷、难消化食物，避免食用刺激性的调味品。产酸食物如地瓜、土豆、过甜点心及糖醋食品等；易产气食物，如生葱、生蒜、生萝卜、蒜苗、洋葱等；生冷食物，如大量冷饮、冷拌菜等；难以消化的食物，如腊肉、火腿、香肠、蚌肉等；刺激性的调味品，如胡椒粉、咖喱粉、芥末、辣椒油等。

⑧ 溃疡病所吃食物必须切碎煮烂，烹调方法可选用蒸、煮、氽、软烧、烩、焖等，不宜用油煎、炸、爆炒、醋熘、冷拌等方法加工食物。

四、特殊情况处理

出血及穿孔临床营养治疗原则：均需禁食，遵医嘱以肠外营养为主。确认穿孔愈合或出血停止后可遵医嘱进食清流食、流食，以后根据病情逐渐过渡到少渣半流食或软食。

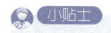

胃溃疡患者可以喝牛奶吗？

可以喝牛奶，因牛奶有防治溃疡形成和促进溃疡愈合的作用，而且牛奶又是液体，应为胃溃疡患者的一种良好治疗剂，每日用量可为500mL左右。

第三节
胃炎饮食

一、疾病概述及临床特点

胃炎是多种不同病因引起的胃黏膜急性和慢性炎症，常伴有上皮损伤、黏膜炎症反应和上皮再生。胃炎是最常见的消化系统疾病之一。按临床发病的缓急和病程长短，一般将胃炎分为急性胃炎和慢性胃炎。

急性胃炎是由多种病因引起的急性胃黏膜炎症，临床上急性发病，常表现为上腹部不适、隐痛等症状。

慢性胃炎是由各种病因引起的胃黏膜慢性炎症或萎缩性病变，临床上十分常见，约占接受胃镜检查患者的80%～90%，随年龄增长萎缩性病变的发生率逐渐增高。

不同胃炎的临床表现会有所不同，常见的临床表现如下。① 上腹痛：大多数胃炎患者有上腹痛。上腹部疼痛多数无规律，与饮食无关。疼痛一般为弥漫性上腹部灼痛、隐痛、胀痛等。② 腹胀：部分患者会感腹胀。常常由胃内潴留食物、排空延迟、消化不良所致。③ 嗳气：表明胃内气体增多，经食管排出，使上腹饱胀暂时缓解。④ 反复出血：出血是在胃炎基础上并发的一种胃黏膜急性炎症改变。⑤ 其他：食欲不振、反酸、恶心、呕吐、乏力、便秘或腹泻等。检查时有上腹压痛，少数患者可有消瘦及贫血。

二、饮食因素与胃炎的关系

长期食用对胃黏膜有损伤的食物如过烫、过冷、过酸、过辣、含亚硝酸盐过多的食物，过于粗糙的食物，霉变、腌制、熏烤和油炸的食物，浓茶、咖啡、酒精饮料，或没有良好的饮食习惯如三餐进食无规律、咀嚼不充分等均易破坏胃黏膜屏障，从而导致慢性胃炎的发生。慢性胃炎会影响营养吸收。一方面消化不良的症状会影响患者日常进食，另一方面胃黏膜损伤会影响胃液分泌，从而影响蛋白质的消化及维生素B_{12}的吸收。

三、饮食营养原则

（一）急性胃炎的饮食治疗

① 大量呕吐及腹痛剧烈者应暂禁食，对症治疗，卧床休息。为了保证胃休息及恢复，通常要禁食24～48h或更长。

② 大量饮水。因呕吐、腹泻失水量较多，宜饮糖盐水，补充水和钠；若有失水、酸中毒，应静脉注射葡萄糖、生理盐水及碳酸氢钠溶液。

③ 病情缓解后，可先给清流食，如米汤、藕粉、去核去皮红枣汤、薄面片汤等，以咸的食物为主，目的为补液，并使胃得到适当休息。

④ 待症状缓解后可逐步增加牛奶、蛋羹、蛋汤等，以保护胃黏膜；但若伴有肠炎、腹泻、腹胀等，应尽量少用产气及含脂肪多的食物如牛奶、豆奶、蔗糖等。

⑤ 少量多餐，每天5～6餐，每餐宜少于300mL，以减轻胃的负担。

⑥ 禁忌烟酒，禁食含纤维较多的各种蔬菜、生水果以及煎炸熏制食品，减少脂肪用量，禁用辛辣的调味品和产气的饮料。

⑦ 病情逐渐好转后，可进食低脂少渣半流食或软食，痊愈后，逐渐转入普食。

（二）慢性胃炎的饮食治疗

饮食治疗原则是限制对胃黏膜有强烈刺激的饮食，并利用饮食以减少或增加胃酸分泌。

① 提供平衡膳食。膳食中所供能量和各种营养素应充足、均衡，能维持或促进机体健康。要注意维生素 C 和 B 族维生素的补充，尤其是维生素 B_{12} 和叶酸的补充。

② 宜选择清淡、少油腻、易消化的食物，油腻食物如肥肉、奶油、煎炸食物，刺激性食物如辣椒、洋葱、大蒜、胡椒等。

③ 宜选择含蛋白质及富含多种维生素的食物，如动物肝脏、鸡蛋、瘦肉及新鲜瓜类蔬菜等。

④ 少吃腌制食物。这些食物中含有较多的盐分及某些致癌物，不宜多吃。

⑤ 少吃生冷食物、刺激性食物。生冷和刺激性强的食物对消化道黏膜具有较强的刺激作用，容易引起腹泻或消化道炎症。

⑥ 少食产气性食物。有些食物容易产气，使患者有饱胀感，应避免摄食，如洋葱、萝卜、黄豆等。

⑦ 少量多餐，进食易消化半流食或少渣软食。

四、特殊情况处理

1. 胃酸分泌过多或不足时的饮食原则

禁食酸性食物，如浓肉汤、大量蛋白质等，可多食用牛奶、豆浆、肉泥、菜泥、面条、馄饨、涂黄油的烤面包或带碱的馒头以中和胃酸。萎缩性胃炎胃酸少时，可多用浓缩肉汤、酸牛奶、带酸味的水果或果汁，带香味的调料品及适量的糖醋食物，以刺激胃液的分泌，帮助消化。

2. 并发肠炎时的饮食注意事项

避免食用引起胀气和含粗纤维较多的食物，如蔗糖、豆类和生硬的蔬菜和水果。

3. 合并贫血时的处理

要注意补充氨基酸、单糖及维生素 C，因某些氨基酸、单糖和维生素 C

可以促进铁的吸收，也可给予注射用维生素 B_{12} 治疗。

 小贴士

补充维生素C有什么好处？

维生素C对胃有保护作用，胃液中保持正常的维生素C含量，能有效发挥胃的功能，保护胃部和增强胃的抗病能力。因此，要多吃富含维生素C的蔬菜和水果。

 小贴士

为什么不能吸烟？

避免刺激，不吸烟。因为吸烟使胃部血管收缩，影响胃壁细胞的血液供应，使胃黏膜抵抗力降低而诱发胃病。

第四节
胃大部切除术后饮食

一、手术概述及临床特点

根据切除范围的大小，胃切除术分为全胃切除术、胃大部切除术或胃次全切除术、半胃切除术及胃窦切除术。根据胃切除的部位分为远端胃切除术及近端胃切除术。通常应用的胃大部切除术的切除范围是胃的远侧2/3～3/4，包括胃体的大部、整个胃窦部、幽门和部分十二指肠球部。

胃大部切除术的手术方式基本分两大类：毕Ⅰ式和毕Ⅱ式。毕Ⅰ式胃大部切除术是将残胃直接和十二指肠吻合，吻合后的胃肠道接近于正常解剖生理状态，所以术后由于胃肠道功能紊乱而引起的并发症较少。毕Ⅱ式胃大部切除术是将残胃和上端空肠吻合，而将十二指肠残端自行缝合。由于胃空肠吻合改变了正常解剖生理关系，术后发生胃肠道功能紊乱的可能性较毕Ⅰ式多。

二、胃部手术与营养的关系

胃切除后的解剖生理结构发生很大变化，并对机体的营养代谢情况产生了很大的影响。胃切除后由于胃容量大为减少，储藏、消化、分泌、吸收均受到影响，摄入的能量和各种营养素均不能满足机体的需要。术后常常出现胃排空障碍、吻合口梗阻和十二指肠残端瘘等症状，也会极大影响食物的摄入和消化吸收。胃解剖结构发生改变，使得胆汁反流入残胃，发生胆汁反流性胃炎，出现恶心、呕吐等反应，使得患者食欲下降。胃酸分泌减少和内因子缺乏，引起铁和维生素B_{12}吸收障碍。脂肪消化、吸收障碍，患者常常出现脂肪泻。

三、营养干预原则

① 胃大部或全胃切除后既要补充营养，又要结合患者对饮食的耐受情况作出调整，对每个患者应区别对待，切不可强求一律。一般在胃手术后24～48h内禁食，第3～4日肠道恢复功能，肛门开始排气后先进少量多餐的清流质饮食，然后逐步改为全量流食，5～6日后进少渣半流食，7～9日可以恢复普通饮食。近年主张术后早期肠内营养灌注，术后6h起从空肠营养管先滴注生理盐水，以后逐步转为要素饮食等营养制剂缓慢滴注，开始时1～2mL/h，12h后逐渐加量（包括浓度、速度和剂量的增加），一般3天后可达全量。术后的能量供给量平均为22～24kcal/（kg·d）（注：1cal=4.1868J），蛋白质1～1.5g/（kg·d）。

② 缩短流食阶段，尽早改为半流食或软食。在供给半流食时可按干稀搭配原则配餐，每餐都配以面包、烤馒头干、饼干等干食，可多选用肉、蛋、豆制品等，牛奶及乳制品视患者耐受力而定。如欲饮用汤汁、饮料、茶水等，宜安排在餐前或餐后0.5～1h，以减缓残胃的排空速度。

③ 膳食原则应为低糖类、高蛋白质、中等脂肪量。糖类应以多糖

类、复合糖类为主，禁用单糖浓缩甜食，如精制糖果、甜点心、甜饮料等。糖类在肠道水解和吸收速度快于蛋白质和脂肪，对餐后血糖升高的影响也大于蛋白质和脂肪。胃切除术后若出现反应性低血糖（多发生于餐后1～3h），只要减少糖类的摄入量，尤其是单糖、双糖，病情即可改善。牛奶及乳制品视患者耐受情况而定。脂肪能减缓胃排空速度，据部分患者反映术后适量吃些油条、油饼等油炸食物反而感到舒适，但一定要仔细咀嚼。

④ 少量多餐，避免胃肠中蓄积过多。每餐根据患者耐受情况，由少向多循序渐进，细嚼慢咽。不必过分追求完全满足患者对营养物质和能量的需求，重要的是通过利用胃肠道达到维持内脏器官各种生理功能的目的。这种进餐方式既能减缓过量高渗食糜倾入小肠而引起的不适感，也是增加营养摄入量较为可行的方法。一日3次正餐，2～3次加餐。

⑤ 定时定量进餐以利于消化吸收，并可预防倾倒综合征和低血糖综合征。若出现倾倒综合征，可以进食固态食物为主，减缓食糜进入空肠的速度，不可采用高渗的饮食，餐后平卧30min可以减轻症状。

⑥ 可服用适量多酶片及各种维生素制剂以帮助食物消化及补充饮食中维生素的摄取不足。必要时口服甲氧氯普胺（胃复安）或多潘立酮（吗丁啉），以改善腹部饱胀等不适。

四、特殊情况处理

胃切除术后常见并发症的营养治疗原则如下。

1. 胃吻合口排空障碍

术后9～11天为吻合口水肿高峰期。约在术后7～10天后，已进流食良好的患者，在改进半流食或不易消化的食物（如花生、鸡蛋、油腻食物等）后，突然发生呕吐，经禁食后，轻者3～4日自愈，严重者呕吐频繁，可持续20～30天。原因可能与残胃弛张无力、吻合口水肿和吻合口输出肠段肠麻痹、功能紊乱有关。治疗方法包括禁食，持续胃管吸引等。

2. 倾倒综合征

正常人由于幽门的控制，胃内食糜能适当与适时地向小肠输送。胃大部切除术后，失去幽门括约功能，食物过快地大量排入上段空肠，又未经胃肠液混合稀释而呈高渗性，同时从肠壁吸出大量液体，使循环血容量减少，肠管膨胀，引起5-羟色胺等肠道激素释放，肠蠕动剧增。膨胀肠管的重力牵拉作用同时也刺激腹腔神经丛，引起反射性腹部和心血管系统症状。临床表现：进食后，特别是进甜食后5～30min，出现腹上区胀满、恶心、肠鸣音增加和腹泻，患者觉心慌、乏力、出汗、眩晕等，平卧几分钟后可缓解。预防措施：术后开始进食应少量多餐，避免过甜、过浓的流质饮食，使胃肠道逐渐适应。餐后平卧20～30 min可以缓解症状。

3. 低血糖综合征

发生在进食后2～3h，表现为心慌、无力、眩晕、出汗、手颤、嗜睡，也可出现虚脱，故也称晚期倾倒综合征。发生机制：食物快速进入空肠后葡萄糖快速吸收，血糖骤然增高，刺激胰岛素分泌。血糖下降后，胰岛素仍在分泌，于是出现低血糖。治疗：症状发生后稍进食即可缓解。术后进食，初期要少量多餐，以逐步适应。

4. 贫血

正常情况下，铁盐在胃内由盐酸溶解，然后在小肠上部吸收。胃切后，胃酸减少，小肠上部蠕动加快，含铁食物快速通过十二指肠使铁吸收减少而引起贫血。治疗上需要调整饮食，补充铁剂、维生素、叶酸等，严重贫血者需输血。

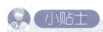
小贴士

术后进食量不能恢复到术前，并且体重下降怎么办？

这是术后常见的情况。食物在胃内不能充分搅拌并与消化液混合，同时消化液分泌减少，残胃食物进入肠腔太快，引起肠蠕动过速，消化与吸收功能减退，大便次数多，粪内含有未消化的食物。有时也由于胃切除后容积减少，稍进食物，即有饱腹感，或由于患者餐后伴有其他合并症，对饮食有厌恶感和惧怕心理，不敢多食，使总能量摄入不够，以致术后患者体重不增甚至下降。这种情况应该加用口服营养补充剂，使全天能量摄入达到机体需要。

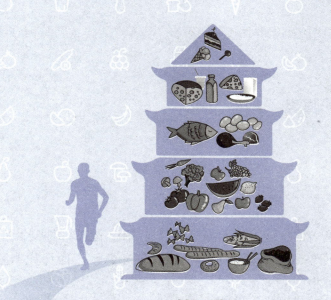

第五章

胰腺疾病，慎重食援

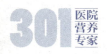

第一节
胰腺炎饮食

胰腺炎一般是指各种原因引起胰腺酶的异常激活导致胰腺自我消化所造成的胰腺炎症性疾病。

一、急性胰腺炎

(一) 概述

1. 定义

急性胰腺炎是多种病因导致胰腺组织自身消化所致的胰腺水肿、出血及坏死等炎症性损伤。按病理分为急性水肿型和急性出血坏死型胰腺炎两型。

2. 病因及发病机制

胰腺炎好发于中年男性暴饮暴食之后,胆石症及胆道感染等是急性胰腺炎的主要病因。大量饮酒和暴饮暴食,特别是饱食大量含脂肪的食物,或胰腺肿瘤、胆管结石、胆石嵌顿在壶腹部等造成胰管阻塞而使胰液排泄不畅亦可引起胰腺炎。各种致病因素导致胰管内高压,酶原被激活,大量活化的胰酶消化胰腺本身,炎症过程中参与的众多因素可以正反馈方式相互作用,炎症逐级放大,向全身扩展,出现多器官炎症性损伤及功能障碍。

3. 临床表现

轻症急性胰腺炎表现为急性腹痛,常较剧烈,多位于中左上腹,甚至全腹,病初可伴有恶心、呕吐、轻度发热。重症急性胰腺炎在上述症状基础上，腹痛持续不缓解、腹胀逐渐加重，可陆续出现低血压、休克、全腹膨隆、广泛压痛及反跳痛、移动性浊音阳性、肠鸣音少而弱甚至消失、呼吸困难、少尿、无尿、黄疸加深、上消化道出血、意识障碍、体温持续升高或不降等。中度重症急性胰腺炎临床表现介于轻症和重症急性胰腺炎之间，在常规治疗基础上，器官衰竭多在48h内恢复，恢复期出现胰瘘或胰周脓肿等局部并发症。

（二）营养代谢特点

急性应激状态下，机体代谢率可高于正常水平的20%～25%，分解代谢大于合成代谢，物质代谢呈负平衡；患者体重减轻，免疫防御能力减退，甚至全身衰竭。

1. 能量

由于摄入减少、分解增加，机体的分解代谢大于合成代谢，能量代谢呈现负平衡状态，患者体重减轻，抵抗力下降。

2. 蛋白质

患者全身代谢处于亢进状态，蛋白质分解加强，血浆蛋白含量减少，蛋白的周转率加速，支链氨基酸与芳香族氨基酸的比率降低。

3. 脂肪

胰腺组织的破坏，胰岛素分泌量的不足，促进脂肪分解的肾上腺素等激素分泌增加，致使脂肪动员和分解增强，血清游离脂肪酸和酮体增加。而游离脂肪酸会对胰腺造成直接损害。

4. 糖类

由于应激反应，蛋白质分解增加，糖异生增强，患者多表现为高血糖。

5. 矿物质和维生素

血浆白蛋白水平下降，导致循环中与蛋白质结合的钙减少，加上游离脂肪酸与钙结合等因素，加重低钙血症。较长时间禁食和应激状态下的大量消耗，也会造成其他矿物质和维生素的缺乏，若不及时予以补充，会影响到机体的代谢功能。

（三）医学营养治疗

1. 治疗原则

饮食不慎是导致胰腺炎发作的重要诱因，故营养治疗对胰腺炎的预防和治疗十分重要。营养治疗的目的是抑制胰液的分泌，减轻胰腺的负担，避免胰腺的损害加重，促进胰腺恢复。根据营养评价结果分析患者的营养代谢能力，进行营养治疗，并在治疗过程中，动态监测上述营养相关指标及患者临床症状、体征等的变化。

（1）营养治疗方式的选择

急性水肿型胰腺炎发作初期，应严格禁食水。通常3～5日后，患者腹痛明显减轻、肠鸣音恢复、血淀粉酶降至正常时，可进食流食，病情稳定后可改为低脂半流食。对于急性出血坏死型胰腺炎主张采用阶段性营养治疗，即先肠外营养，后肠外与肠内营养并用，最后是完全肠内营养，最终恢复经口进食，必要时加用口服营养补充制剂。在禁食期间，若5～7日内未见好，就需要进行肠外营养。一般在治疗7～10日病情稳定时开始肠内营养支持较为合适。在肠功能恢复前，肠外营养供给应作为主要途径，肠内营养供给主要起维持肠道功能的作用。肠内营养供给多经空肠置管来实施。随着病情稳定逐步过渡到经口进食。

（2）能量和供能营养素的供给

一般能量目标供给量为23～35kcal/（kg·d）。蛋白质按1.0～1.5g/（kg·d）的量供给，占总能量的15%～20%。只要血清甘油三酯低于400mg/dL并且之前没有高脂血症病史，通常静脉滴注脂肪乳是安全的并且能够耐受。脂肪供给占总能量的20%～30%，糖类供给占总能量的50%～60%。

2. 饮食治疗方案

急性发作初期，应严格禁食水。主要治疗措施为禁食及纠正水和电解质、酸碱平衡紊乱,保护各脏器的功能,采取被动支持,维持有效血容量,保护心、肝、肾的功能,为进一步预防和纠正全身营养代谢的异常打基础。通常在3~5天后,患者腹痛明显减轻、肠鸣音恢复、血淀粉酶降至正常时,可直接进食无脂高糖类。病情稳定后,可改为低脂肪半流食。

3. 食物选择

胰腺炎患者因胰腺分泌减少造成代谢紊乱,饮食必须避免过多脂肪和刺激性食物,以利于胰腺的休息。在病情允许可进食时,应低脂饮食,禁食脂肪含量高的食物如浓鸡汤、浓鱼汤、牛奶、蛋黄等,禁食刺激性的食物,如辣椒、咖啡、浓茶等,绝对禁酒。

(1) 烹调方法

宜采用烧、煮、烩、卤、氽等方法,禁用油煎、炸、烙、烤等方法。

(2) 餐次

进食流食、半流食时,一般为每日5~6餐。病情恢复期进食软食,可恢复正常一日三餐,必要时调整到每日5~6餐。

(3) 其他

养成良好的生活习惯,每日规律进食,定时定量,切忌暴饮暴食。

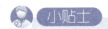

如何预防胰腺炎?

避免或消除胆道疾病:如预防肠道蛔虫,及时治疗胆道结石避免引起胆道疾病急性发作。戒酒:平素酗酒的人由于慢性酒精中毒和营养不良而致肝、胰等器官受到损害,抗感染的能力下降,在此基础上,可因一次酗酒而致急性胰腺炎。忌暴饮暴食:暴饮暴食可导致胃肠功能紊乱,使肠道的正常活动及排空发生障碍,阻碍胆汁和胰液的正常引流,引起胰腺炎。

4. 食谱举例

（1）流食

> 早餐：稀米汤200mL。
>
> 早加餐：稀藕粉150～200mL。
>
> 午餐：稀米汤200mL。
>
> 午加餐：稀藕粉150～200mL。
>
> 晚餐：稀米汤200mL。
>
> 晚加餐：稀藕粉150～200mL。
>
> 注：该食谱为过渡期饮食，病情恢复耐受良好后可以进阶至半流食。

（2）半流食

> 早餐：大米粥300mL。
>
> 早加餐：藕粉200mL。
>
> 午餐：蛋清龙须面（龙须面50g、鸡蛋清30g）。
>
> 午加餐：藕粉200mL。
>
> 晚餐：蛋清碎面片（面粉50g、鸡蛋清30g）。
>
> 晚加餐：藕粉200mL。

二、慢性胰腺炎

（一）概述

1. 定义

慢性胰腺炎是指各种原因导致的胰腺局部、阶段性或弥漫性的慢性进展性炎症，导致胰腺组织和（或）胰腺功能的不可逆损害。

2. 病因及发病机制

它是由于多种病因或危险因素维持炎症反应，导致进行性的纤维化。主要病因为胆道系统疾病、自身免疫性疾病、酒精性急性胰腺炎转变。

3. 临床表现

主要表现为由发作性腹痛转变为持续性上腹痛、食欲减退、食后上腹饱感、消瘦、水肿等。由于胰岛B细胞被破坏，半数患者可发生糖尿病。

（二）营养代谢特点

1. 消化不良和吸收障碍

因胰腺慢性炎症胰腺会日渐钙化、功能不全，消化酶合成和转运受阻，不足以应付代谢需求。当胰腺外分泌量低于正常5%以下时，即出现明显消化不良症状，最显著的是对脂肪消化不良和吸收障碍，继而引起脂溶性维生素缺乏。

2. 糖代谢异常

后期胰岛细胞严重受损，患者常因B细胞分泌不足并发糖尿病或糖耐量异常，因这些患者还同时存在胰高血糖素缺乏，故即使应用小剂量胰岛素也可能诱发低血糖症。

（三）医学营养治疗

1. 治疗原则

根据患者营养评价结果制订合理营养治疗方案。在治疗过程中动态监测营养相关指标的变化。合理的营养治疗可减轻轻中度胰腺炎的腹痛症状。

① 营养治疗方式的选择：膳食治疗、补充胰酶是慢性胰腺炎营养治疗的关键。当患者不能进食时（如胰头增大或胰腺假性囊肿造成腹痛或幽门十二指肠狭窄），应经狭窄处放置空肠喂养管进行肠内营养。当胃排空障碍或患者需要胃肠减压而双腔导管又无法放置时应予静脉营养。

② 能量和供能营养素的供给：根据营养评价结果，考虑患者年龄、体力活动等因素确定目标供给量。一般能量目标供给量为25～35kcal/（kg·d）。蛋白质、脂肪、糖类供能比例分别为15%～20%、20%～25%、50%～65%。限制脂肪摄入量，病情好转可供给40～50g/d，以患者不

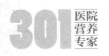

出现脂肪泻和疼痛为限度。用中链甘油三酯（MCT）代替部分饮食油脂可改善脂肪的吸收。

2. 饮食治疗方案

① 供给充足的能量，以满足人体生理需要，能量来源主要为糖类，每日可供给300g以上，占总能量的70%以上为宜，可采用藕粉、米、面、燕麦、蔗糖等。

② 限制脂肪的摄入，每日供给30～40g，病情好转后每天可增至40～50g。可采用含MCT的油脂，此类脂肪无需脂肪酶即可吸收。

③ 每日蛋白质供给50～70g为宜。注意选用含脂肪少、生物学价值高的蛋白食品，如鸡蛋清、鸡肉、虾、鱼、脱脂奶、豆腐、瘦牛肉等。

④ 慢性胰腺炎患者多伴有胆道疾病或胰腺动脉硬化，每天胆固醇供给量以不超过300mg为宜。

⑤ 忌用化学性和机械性刺激的食物，限制味精用量，严格禁酒。禁用含脂肪多的食物，如油炸食品。忌食萝卜、黄豆、豆芽、鸡汤、鱼汤及油腻的、易引起胀气并增加胰腺负担的食品。

⑥ 采用少量多餐的方式，每日4～5次，避免过饱及暴饮暴食。

⑦ 多选用富含B族维生素和维生素A、维生素C的食物，特别是维生素C每日应供给300mg以上，必要时给予片剂口服。

⑧ 烹调方法，宜采用烧、煮、烩、卤、氽等方法，禁用油煎、炸、烙、烤等方法。

3. 食谱举例

早餐：花卷（面粉75g）、大米粥（大米30g）、蒸蛋羹（鸡蛋1个）、下饭菜（少量）。

早加餐：酸奶200mL。

午餐：软米饭（大米75g）、白灼虾（河虾50g）、热拌菠菜（200g）。

晚餐：馒头（面粉75g）、鸡丝青笋丝（鸡丝25g、青笋100g）、白菜炖豆腐（豆腐100g、白菜200g）。

第二节 胰腺癌饮食

胰腺癌是较少见的一种消化系统肿瘤，在我国约占人体癌症的1%。但据有些国家统计，胰腺癌近年有逐渐增多趋势。患者年龄多在60～80岁（最主要的环境影响因素是吸烟，它可以使风险加倍），男性多于女性。约90%的患者出现 K-ras 基因点突变。此外，还可有 C-myc 基因过度表达，$p53$ 基因突变。

胰头癌的主要症状为无痛性黄疸。胰体尾癌的主要症状则为因侵入腹腔神经丛而发生的深部刺痛，因侵入门静脉而产生的腹水以及压迫脾静脉而发生的脾大。此外，可见贫血、呕血及便秘等症状，但常无黄疸，而有广泛血栓形成。如果不能早期发现确诊，则预后不佳，多在1年内死亡。

一、概述

（一）定义

胰腺是人体非常重要的消化腺和内分泌器官，可以通过分泌各种胰酶帮助机体消化、吸收营养物质，同时还能够分泌胰岛素来调节体内的血糖。胰腺癌是一种恶性程度很高、诊断和治疗都很困难的消化道恶性肿瘤，约90%为起源于腺管上皮的导管腺癌。男性发病率高于女性，男女之比为（1.5～2）：1，男性患者远较绝经前的妇女多见，绝经后妇女的发病率与男性相仿。

（二）病因

胰腺癌的病因尚不十分清楚。其发生与吸烟、饮酒、高脂肪和高蛋白饮食、过量饮用咖啡、环境污染及遗传因素有关。近年来的调查报告发现：糖尿病患者胰腺癌的发病率明显高于普通人群；也有人注意到，慢性胰腺炎与胰腺癌的发病存在一定关系，慢性胰腺炎患者发生胰腺癌的比例明显增高；另外，还有许多因素与此病的发生有一定关系，如职业、环境、地理等。

（三）发病机制

有关胰腺癌肿瘤分子遗传学改变的研究很多，其常见的基因分子改变主要集中在 $K-ras$、$p16INK4a$、$p53$ 等基因上。其次，p14ARF、TGF-β、LKB/STK11、BRCA2、生长因子家族、Hedgehog 和 Notch 等信号通路的改变，以及端粒的缩短和功能异常在胰腺癌的发生、发展中也发挥着重要的作用。此外，染色体的结构畸变导致的基因组不稳定性是肿瘤发生、进展的前提条件。

（四）临床表现

胰腺癌的早期症状为上腹部不适，或呈隐痛、钝痛、胀痛，餐后腹部不适或疼痛加剧。另一显著症状为食欲不振和饮食习惯改变，厌吃油腻和高动物蛋白质食物，体重明显减轻而无其他原因。大便颜色随黄疸加深反而变淡，最后呈陶土色，小便颜色愈来愈浓，直至呈酱油色。多数患者有皮肤瘙痒、遍体抓痕，为胆盐刺激皮肤所致。胰腺癌晚期剧烈疼痛尤为突出，常牵涉腰背部，持续不能缓解，致患者不能平静，常坐而前俯。晚期还有腹水、肿块、消化功能紊乱等症状。

二、医学营养治疗

胰腺癌早期诊断困难，确诊时大多数均为进展期患者，表现为消瘦、营养不良，且通常合并梗阻性黄疸、糖尿病等。患者处于高消耗、低摄入状态，此类型患者通常表现为蛋白质-能量营养不良，同时伴贫血、低蛋白血症、免疫功能下降、凝血功能障碍等。患者多诉有厌食、恶心、呕吐、腹痛和体重下降，需进行营养治疗。术后饮食需要循序渐进，饮食不仅要保证充足、均衡的营养物质，还要顾及受损的消化功能，以易消化的食物为主。若不注意饮食，容易出现腹胀、肠梗阻等并发症，甚至会导致胰瘘等严重情况，有的甚至需要再次手术治疗。

（一）治疗原则

1. 能量及营养素供给

供给适宜能量，轻体力活动者予25～30kcal/（kg·d）为宜，体重超重者适当减少，以维持理想体重为宜。蛋白质供给占总能量的15%～20%，脂肪供给占总能量的20%～25%，糖类供给占总能量的50%～60%为宜。胰十二指肠切除术术后伴有中至重度消化、吸收不良者，应补充胰酶制剂。由于糖代谢紊乱，应该避免单糖类物质的使用。MCT氧化迅速、完全，不干扰胆红素的代谢过程，以乙酰辅酶A和酮体两种形式供能，具有显著的节氮效应，更有利于改善患者的肝功能和营养状况。支链氨基酸可减轻肝脏负荷，是黄疸患者较好的氮源。此外，维生素（尤其是脂溶性维生素）、微量元素等的补充对于胰腺癌患者也非常重要。

2. 肠外、肠内营养治疗

（1）肠外营养：胰腺癌进展期患者合并十二指肠梗阻时，需使用肠外营养。当术前存在营养不良时应提供肠内或者肠外营养治疗，以提高机体对手术的耐受力。做全胰切除术者，术后患者消化功能减弱，常常伴有疼痛、食欲下降、腹胀和疲劳等症状，一般需要禁食一段时间，使胰腺得到休息。其间主要靠肠外营养支持维持营养，再逐步过渡到肠内营养治疗。

（2）肠内营养：当患者经口进食不足时，可考虑使用管饲肠内营养或口服营养补充剂，以保障患者营养需要。术后尽早采用空肠营养以促进肠功能恢复，维持肠黏膜屏障功能。

3. 饮食营养治疗

手术可造成患者胰液分泌减少，胰岛素分泌不足，可能导致营养物质消化不良和继发性糖尿病。通过饮食调理等措施可改善患者的营养状况，减少术后并发症。其饮食原则如下：

① 恢复经口进食后患者应循序渐进增加营养。一般从纯糖流食开始，

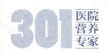

适应后过渡到低脂半流食、软食，再缓慢逐渐过渡到普通膳食。饮食模式调整为5～6次/天，烹饪方式宜采用蒸、煮、炖、氽、烩等低脂烹调方式。

② 患者饮食应限制脂肪，适当限制主食和高蛋白质类食物，避免纯糖类食物。术后适合的食物种类包括鱼、虾、鸡蛋清、去皮鸡肉、豆腐、脱脂酸奶及多种新鲜蔬菜、水果、米面、馒头等。

③ 少油少盐，以清淡饮食为主。忌食动物内脏、鸭肉等，限制浓肉汤类。忌食油腻肥厚的食物，花生、核桃、葵花子等含脂肪较多，不宜多食。

④ 主食尽量稀软，少用含纤维多及易引起胀气的食物，如萝卜、洋葱、粗粮、干豆类等。

⑤ 忌饮酒，避免摄入刺激性食物及调味品。

⑥ 适当补充含钙、铁丰富的食物，如牛奶、血豆腐等。饮食摄入不足时可适当补充复合维生素、矿物质制剂。

⑦ 一日三餐，如患者每餐进餐量少，可改为一日五餐（三餐正餐及两次加餐）。时间安排为：早餐7:00，加餐9:30（可食水果或补充口服营养制剂），午餐12:00，加餐15:30，晚餐18:00。

⑧ 保证充足的睡眠，放松心情，保持良好的心态。

⑨ 疼痛和腹胀等导致食欲不好的患者可以采取少食多餐的方式增加营养，症状严重的时候可给予止痛药、消化酶等。

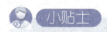

胰腺癌患者饮食禁忌

胰腺癌患者忌油腻及高动物脂肪食物，忌暴饮暴食、饮食过饱，忌烟、酒及辛辣刺激性食物，忌霉变、油腻、烟熏、腌制食物，忌坚硬、黏滞不易消化食物。吃得太多、爱吃甜食都是胰腺病变的诱发因素。

（二）食谱举例

早餐：金银卷（面粉50g、玉米面25g）、燕麦粥（燕麦25g）、茶叶蛋1个、下饭菜（少量）。

早加餐：低脂酸奶200mL。

午餐：杂豆饭（大米75g、红豆25g）、清蒸鱼（龙利鱼50g）、热拌西蓝花（200g）。

晚餐：馒头（面粉50g）、香菇炖鸡（香菇100g、鸡块50g）、木耳烧豆腐（豆腐100g、木耳适量）。

烹调油：25mL。

食盐：6g。

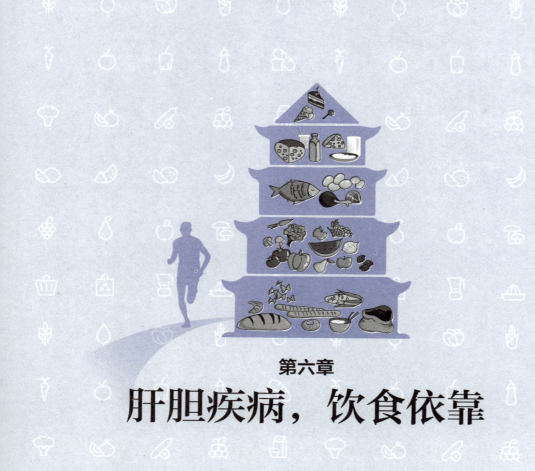

第六章

肝胆疾病，饮食依靠

第一节
肝炎饮食

肝炎分为急性病毒性肝炎、慢性肝炎、重型肝炎和淤胆型肝炎。其中，病毒性肝炎属于传染性疾病，其治疗的重点是控制传染源，防止进一步传播。各类病毒性肝炎的传播途径见表6-1。患者有至少6个月的肝炎病程或有生化和临床证据，且组织活检发现活动性的肝脏炎症，即可诊断为慢性肝炎。

表6-1 各类病毒性肝炎的传播途径

分型	传播方式
甲型和戊型病毒性肝炎	粪-口传播途径：通过被污染的饮水、食物和污物感染
乙型和丙型病毒性肝炎	通过血液、血液制品、精液和唾液传播
丁型病毒性肝炎	需乙型肝炎病毒辅助才能在人类复制和传播
庚型病毒性肝炎	输血传播

一、急性病毒性肝炎

（一）症状

甲型和戊型病毒性肝炎发病较急，常伴有发热、乏力、食欲不振、厌油腻、恶心、呕吐、黄疸等症状。丙型病毒性肝炎、乙型病毒性肝炎起病较慢，无发热，可有皮疹及关节痛。

（二）营养治疗

1. 营养治疗原因

目前治疗病毒性肝炎尚无特效药物，合理的膳食营养可以阻止病情向慢性肝炎、肝硬化或脂肪性肝炎发展。

2. 营养治疗目的

营养治疗可以减少肝细胞损害、减轻肝脏负担、增强肝细胞的再生能力，保护肝功能、提高身体的免疫力。

3. 营养治疗原则

采用低脂高蛋白饮食（进食差者，可给予低脂高蛋白半流食），依据病情和食欲而定。患者常感到倦怠、厌食、纳差、脂肪吸收障碍，此时不可勉强进食。膳食供应宜少而精、易消化，尽可能照顾患者的口味，并考虑其吸收利用情况。如患者恶心、拒食或食量太少，可采用肠外营养支持，如静脉输入葡萄糖、维生素和电解质等，以维持基本营养、保持水和电解质平衡（此方式适用于住院患者）。

4. 营养治疗方法举例

例：患者女性，53岁，身高160cm，体重73kg，属于肥胖，标准体重＝身高（160）-105=55kg。

① 能量：成年患者每天供给能量以30～35kcal/（kg·d）为宜。应根据患者的体重、病情（如有无发热）等做适当的调整。肥胖者需适当控制进食量，否则会影响肝功能的恢复或发生脂肪性肝炎。考虑患者属于肥胖状态，计算每日能量供给量：标准体重55×30=1650kcal。

② 蛋白质：因患者蛋白质合成的能力下降，特别是血浆白蛋白合成减少，球蛋白相对升高，且支链氨基酸消耗增加，所以应摄入生物学价值高的蛋白质，可多选用牛奶制品、鸡蛋清、豆制品等以保护肝脏功能。也可进食少量鸡肉、鱼、牛肉及瘦猪肉等。建议每天供给蛋白质1～1.2g/（kg·d）。计算每日蛋白质供给量：标准体重55×1.1≈60g/d。

③ 脂肪：患者可能出现胆汁淤积、胆固醇合成障碍，可引起高密度脂蛋白降低，因此最好用植物油，既可预防脂肪性肝炎，还可促进脂溶性维生素的吸收，增加菜肴口味。每天脂肪供给量占总能量的20%～25%为宜，计算每日脂肪供给量：1650×25%÷9≈46g。

④ 糖类：患者糖原合成减少，糖原异生增强，肝脏内脂肪堆积，易发生脂肪性肝炎，故应控制糖类的摄入。糖类供给占总能量的60%左右，以

米面为主。计算每日糖类供给量：1650×60%÷4≈250g。

⑤ 多食用新鲜蔬菜和水果：食物中的维生素C及膳食纤维，可以促进肝糖原合成，刺激胆汁分泌，保持大便通畅，促进代谢废物排出。

⑥ 补充足量液体：选用鲜果汁、西瓜汁、米汤加蜂蜜、温开水加蜂蜜等以稀释胆汁，促进有毒物质的排出。

⑦ 禁食煎炸食品、辛辣食物和刺激性调味品，绝对禁止烟酒。

⑧ 少量多餐，每日进食4～5餐，清淡少盐，每天食盐摄入量为6g以下；选用易消化的食物，干稀搭配。

5. 全天食谱举例

全天热量为1650kcal，蛋白质约60g，脂肪约46g，糖类约250g。

早餐：米汤+15g蜂蜜、蛋饼卷菜（鸡蛋1个+生菜50g+面粉40g+小米面10g）。

加餐：橘子100g、牛奶250mL。

午餐：二米饭（大米55g+玉米渣20g）、肉末西蓝花（里脊肉25g+西蓝花150g+亚麻籽油5g）、酸汤豆腐（酸菜50g+豆腐50g+花生油5g）。

加餐：西瓜汁150mL（西瓜100g+5g蜂蜜）、酸奶100mL、切片面包一片。

晚餐：紫米双色卷（面粉40g+紫米面10g）、鸡肉末茄子（鸡胸肉25g+茄子200g+豆油5g）、油麦豆丝汤（油麦菜50g+豆丝25g+橄榄油5g）。

二、慢性肝炎

（一）病因

慢性肝炎的病因有自身免疫性、病毒性、代谢性或药物/中毒性病因。最常见的病因是乙型病毒性肝炎、丙型病毒性肝炎和自身免疫性肝炎。其他病因包括药物引起的肝病、代谢性疾病和非酒精性脂肪性肝炎。

（二）症状

慢性肝炎的症状通常没有特异性、间断发生且较急性肝炎温和。常见的症状包括疲劳乏力、纳差、低热、血清转氨酶反复波动、睡眠障碍、注意力不集中以及右上腹的轻微疼痛。重者可引起黄疸、肌肉消耗、茶色尿、腹水、水肿、肝性脑病、消化道出血、脾大、肝掌和蜘蛛痣。

（三）营养治疗

1. 营养治疗原因

合理的营养补充，可以改善患者营养状况，提高机体的免疫功能，从而保护肝脏，促进肝脏功能的恢复。

2. 营养治疗目的

减轻肝脏的负担，促进组织和肝细胞修复，纠正营养不良和代谢紊乱，预防肝性脑病发生。

3. 营养治疗原则

采用低脂高优质蛋白饮食，视患者卧床休息或体力活动情况，可适当增减饮食。尽可能照顾患者的口味，少食多餐，注意补充维生素C、维生素E、维生素K。

4. 营养治疗方法举例

例：患者男性，48岁，身高175cm，体重65kg，标准体重=身高（175）-105=70kg，体重处于标准范围内。

① 能量：能量供给要防止过剩和不足，能量过剩不仅加重肝脏负担，也易发生肥胖、脂肪性肝炎和糖尿病。一般按30～35kcal/（kg·d）供给。计算每日能量供给量：标准体重70×32≈2200kcal。

② 蛋白质：病毒性肝炎可能引起血浆白蛋白水平下降，重症肝炎更能引起多种血浆蛋白代谢紊乱。供给足量的优质蛋白质可提高酶的活力，改善肝细胞脂肪浸润，利于肝细胞修复和肝功能恢复，并且可以提高机体免

疫力。给予蛋白质1.5～2.0g/（kg·d），占总能量的15％或15％以上。另外，蛋白质代谢过程中产生一些废物，如超出肝肾功能负担，可使血氨升高，成为肝昏迷的潜在诱因。因此，不仅要多选用优质蛋白质，而且还要注意保持各种氨基酸的适当配比，供给产氨少的蛋白质。大豆蛋白质中含支链氨基酸较多，是肝炎患者良好的蛋白质来源。计算每日蛋白质供给量：标准体重70×1.6≈110g。

③ 脂肪供给要适量：肝炎患者血中亚油酸浓度下降，食用植物油可供给必需脂肪酸。患淤胆型肝炎者容易发生脂肪痢，减少脂肪摄取可以改善症状。发生严重脂肪痢时，可采用MCT作为烹调油。通常脂肪供给占总能量的20％～25％。计算每日脂肪供给量：2200×20％÷9≈50g。

④ 糖类供给要适量：过多糖类易转化为脂肪积存，引起高脂血症及肥胖。糖类能促进肝脏对氨基酸的利用、增加肝糖原的储备、增强肝细胞抗病毒能力和维护肝微粒体酶的活性。但由于机体可能出现糖代谢异常，故糖类供给不宜过多，300～400g/d或占总能量60％。计算每日糖类供给量：2200×60％÷4=330g。

⑤ 维生素供给应充足：应供给多种维生素，摄入富含维生素B_1、维生素C、维生素E、维生素K等的食物，有利于肝细胞的修复、解毒功能的增强和免疫能力的提高。必要时可采用维生素制剂来补充。

⑥ 矿物质供给：硒是谷胱甘肽过氧化物酶的组成成分，参与机体自由基的清除；锌参与构成辅酶，是体内重要生物酶的组成成分。因此，应注意补充硒、锌。

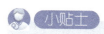

含硒和含锌食品

植物性食品因栽种土壤不同含硒量可有万倍差距；一般动物性食品含硒较高，但也受产地影响。

贝壳类海产品、红色肉类、动物内脏是锌的极好来源；干果类、谷类胚芽和麦麸含锌丰富；奶酪、虾、燕麦、花生等也是锌的良好来源。

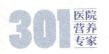

⑦ 避免损害肝细胞食物的摄入：忌酒及含酒精饮料、辛辣及强烈刺激的调味品、霉变食物。

⑧ 少食多餐：每日可用4～5餐，以减少肝脏负担。

⑨ 烹调方法：采用蒸、炖、煮、烩、熬等方法，食物应柔软、易消化，忌食油炸、油煎和熏制食品。

5. 食谱举例

全天热量约2200kcal，蛋白质约110g，脂肪约50g，糖类约330g。

早餐：包子（鸡蛋1个＋茴香100g＋面粉100g＋5g油）、豆腐脑1碗。

加餐：葡萄100g、脱脂牛奶250mL、坚果10g。

午餐：荞麦面馒头（面粉80g＋荞麦面20g）、清蒸带鱼（带鱼75g）、清炒圆白菜土豆片（圆白菜150g＋土豆片25g＋豆油5g）、海米冬瓜豆腐汤（海米5g＋冬瓜50g＋豆腐50g＋亚麻籽油5g）。

加餐：柚子100g、脱脂牛奶250mL、燕麦片25g。

晚餐：红豆饭（大米85g＋红小豆15g）、肉末烧萝卜（里脊肉50g＋白萝卜150g＋花生油5g）、小油菜豆腐汤（小油菜50g＋豆腐50g）。

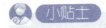

急慢性肝炎的共同注意事项

① 戒酒。尤其是酗酒者，应绝对戒酒。

② 关注食品卫生，不吃霉变食物及含防腐剂的食物。

③ 少吃辛辣刺激性的食物或调味品。

④ 病情较重者或老年患者要注意膳食的质量，并少食多餐，可依据病情做个体调整。

⑤ 必要时可补充部分营养制剂，提高免疫力，促进康复。但要咨询营养师，给出具体指导意见。

第二节
肝硬化饮食

一、肝硬化的概念

肝硬化是一种以肝组织弥漫性纤维化、假小叶和再生结节形成为特征的慢性肝病。临床上早期可无症状,后期可出现肝功能损害和门静脉高压以及多系统受累的多种表现,如营养不良、腹水、消化道出血、肝性脑病、继发感染等。

二、引起肝硬化的因素

引起肝硬化的病因很多,在我国以病毒性肝炎所致的肝硬化为主,国外以酒精中毒引起的肝硬化多见。

1. 病毒性肝炎

主要为乙型、丙型和丁型肝炎病毒重叠感染,通常经过慢性肝炎阶段演变而来,甲型和戊型病毒性肝炎不发展为肝硬化。

2. 酒精中毒

长期大量饮酒(每日摄入酒精80g达10年以上)引起酒精性肝炎,继而发展为肝硬化。

3. 营养障碍

慢性炎症性肠病,食物中长期缺乏蛋白质、B族维生素、维生素E和抗脂肪性肝炎物质等,可引起肝细胞脂肪变性和坏死,最后导致肝硬化。

4. 其他

胆汁淤积、循环障碍、工业毒物、药物等。

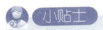

常见酒类中的酒精含量

问：80g酒精相当于多少酒呢？

答：相当于啤酒约1800mL，红酒约670mL，白酒约200mL。

三、肝硬化症状

肝硬化可引起蛋白质、糖类、脂类与胆汁酸和电解质的代谢障碍，出现蛋白质合成障碍、凝血障碍、氨基酸代谢紊乱，血浆中芳香族氨基酸的浓度明显增高；糖耐量减低；肝硬化时内源性胆固醇合成减少，胆固醇酯含量减少；低钠血症、低钾血症与代谢性碱中毒。

肝硬化起病隐匿，病程发展缓慢，早期可无特异性临床症状。肝功能代偿期症状较轻，有乏力、食欲减退、厌油腻、恶心呕吐、腹胀不适、上腹隐痛等。随着病情进展，肝功能减退，丧失代偿能力，出现门静脉高压、脾功能亢进、胃底静脉曲张、轻度或中度黄疸、肝病面容、肝掌、蜘蛛痣、不规则低热、水肿、贫血，75%以上的患者晚期出现腹水，并有出血倾向和凝血缺陷。

四、肝硬化营养治疗

1. 营养治疗的目的

营养治疗可以改善消化功能，控制病情发展，增强机体抵抗力，保护肝功能，促进肝细胞修复再生以及肝功能恢复。

2. 营养治疗的原则

可采用"三高一适量"膳食，即高能量、高蛋白质、高维生素、适量脂肪的膳食。

3. 营养治疗方法举例

例：患者女性，58岁，身高162cm，体重56kg，标准体重=身高（162）-105=57kg，体重处于标准范围内。

① 能量：要保证足够的能量，供给量应较正常人为高，可按30~35kcal/（kg·d）供给。计算每日能量供给量：标准体重57×33≈1900kcal。

② 蛋白质：蛋白质的供给量以患者能够耐受、足以维持氮平衡，并能促进肝细胞再生而又不致诱发肝性脑病为度，可按1.5~2.0g/（kg·d）供给；注意供给一定量的优质蛋白质，可多给富含支链氨基酸的大豆蛋白。高蛋白质有利于保护肝功能，促进已经损坏的肝细胞恢复和再生。患者如因血浆白蛋白过低而有腹水和水肿时，更应给予高蛋白质饮食。但当肝功能严重衰竭，出现肝性脑病先兆时，应严格限制蛋白质摄入量，将蛋白质降至25~35g/d，以免血氨升高，加重病情；肝昏迷时暂时不给蛋白质。计算每日蛋白质供给量：标准体重57×1.5≈85g。

③ 脂肪：脂肪摄入量不宜太高，过多的脂肪沉积于肝内，会影响肝糖原的合成，使肝功能进一步受损。肝硬化时，胆汁合成及分泌减少，影响脂肪的消化和吸收。但脂肪过少会影响脂溶性维生素的吸收和菜肴的口味，降低患者的食欲，故不应过分限制，而应选择易消化的植物油及奶油，也可采用MCT，对肝硬化有良好作用。脂肪供给量应占总能量的25%，以每日40~50g为宜。计算每日脂肪供给量：1900×20%÷9≈40g。

④ 糖类：糖类能使肝糖原合成增加，促使肝细胞再生。肝脏中有足量的糖原存在可防止毒素对肝细胞的损害。所以肝硬化患者应给予高糖类饮食，每日可供给糖类300~500g。如果患者不能多进食，可口服甜鲜果汁、糖藕粉、果酱、蜂蜜等甜品（蜂蜜和果糖易在肝中形成糖原，对保护肝细胞有利）。必要时可由静脉补充糖类。计算每日糖类供给量：1900×63%÷4≈300g。

⑤ 维生素：肝脏直接参与维生素的代谢过程，许多维生素在肝脏中形成辅酶，参与各种物质代谢，因此应多进食含维生素丰富的食物。各种维

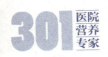

生素对肝细胞及其功能有不同的作用。B族维生素有保护肝细胞和防止脂肪性肝炎的作用，并参与核酸及胆碱的合成，参与脂肪和糖的代谢，所以应该多选用瘦肉、鸡蛋、奶类、燕麦、绿色蔬菜、酵母等富含B族维生素的食物。维生素C可促进肝糖原的形成，有促进代谢和解毒作用。肝硬化合并贫血时，应适当补充维生素B_{12}和叶酸。有凝血障碍者，可多选用含维生素K丰富的食物。维生素E有抗氧化和保护肝细胞作用，也应适量补充。

> **小贴士**
>
> **富含维生素的食物**
>
> 富含维生素C的食物：新鲜的蔬菜和水果。
>
> 富含维生素B_{12}的食物：肉类、动物内脏。
>
> 富含叶酸的食物：动物肝脏、豆类、坚果、绿叶蔬菜和水果等。
>
> 富含维生素E的食物：植物油。
>
> 富含维生素K的食物：绿叶蔬菜。

⑥ 水与电解质：有腹水、水肿的患者，应严格限制钠和水的摄入，水应限制在1000mL/d左右，如有稀释性低钠血症，则应限制水在300～500mL/d之间。每克钠潴留200mL水，故限制钠盐的摄入比限水更为重要。通过限制钠和水的摄入，部分患者可产生自发性利尿，使腹水减退。应采用低盐膳食，每天食盐量不超过2g；严重水肿时宜无盐膳食，钠限制在每天0.5g左右；禁用含钠多的食物，如加碱的馒头、面条、油条、咸肉、咸菜以及油菜、芹菜等。服用排钾利尿药时应补充钾盐。

⑦ 微量元素：肝硬化患者血清锌水平降低，尿液锌排出增加，需注意锌的补充，在膳食中增加含锌量高、易吸收的动物性食品。肝硬化患者常有贫血，应注意铁的补充。食物中含铁丰富的食物有动物肝脏、动物血；另外，瘦肉、干果是铁的良好来源。

⑧ 食物禁忌：忌用辛辣刺激性食品或调味品、酒精饮料等，以减轻肝脏负担。避免一切生、硬、脆和粗糙的食品，如带刺的鱼块、带碎骨的肉或鸡，以及含食物纤维多且未经切碎、剁细、煮软的蔬菜（如芹菜、韭

菜、黄豆芽等）。对有食管或胃底静脉曲张的患者应注意以细软易消化、少纤维、少刺激性、少产气的软食或半流质膳食为主。上消化道出血时应禁食。

⑨ 食物烹调方法：要求多样化，注意食物的色、香、味、形，以增进患者的食欲。宜采用蒸、煮、炖、烩、熬等烹饪方式，使制成的食品柔软、易消化。忌用油炸、煎、炒等烹饪方式，防止食管静脉曲张者破裂出血。

⑩ 饮食制度：少食多餐，每日进餐4～5次。

4. 食谱举例

蔬菜均去皮、切碎、制软。

全天热量约1900kcal，蛋白质约85g，脂肪约40g，糖类约300g。

> 早餐：馒头（面粉75g）、蒸蛋羹（鸡蛋1个）、蒸茄泥（去皮茄子75g）。
> 加餐：苹果泥100g、脱脂牛奶250mL+20g蜂蜜。
> 午餐：烂米饭（大米80g+小米20g）、菠菜炒猪肝（菠菜150g+猪肝25g+花生油5g）、虾滑西红柿豆腐汤（虾仁25g+豆腐50g+西红柿50g+MCT 5g）。
> 加餐：香蕉75g、酸奶200g、切片面包1片。
> 晚餐：玉米面发糕（面粉80g+玉米面20g）、肉末西葫芦（里脊肉50g+西葫芦150g+MCT 5g）、白菜豆腐汤（白菜50g+豆腐50g）。

第三节
脂肪性肝炎饮食

一、脂肪性肝炎的概念

脂肪性肝炎是由甘油三酯在肝内大量积累所致。肝脏在脂质储存和代谢中起关键作用，正常人肝脏内脂质含量占肝脏湿重的2%～4%，若肝细胞内脂质积聚超过肝湿重的5%或5%以上，肝细胞在光镜下可见脂肪小滴，称之为脂肪性肝炎。

二、引起脂肪性肝炎的因素

可引起脂肪性肝炎的原因较多。国内以肥胖、糖尿病、高脂血症、肝炎引起的脂肪性肝炎较多，其他类型的如酒精性脂肪性肝炎、妊娠急性脂肪性肝炎、药物中毒及营养不良性脂肪性肝炎相对少见。促进脂肪性肝炎形成的有关因素有：总脂肪量摄入过多，糖类摄入过多，脂蛋白合成减少或释放障碍，引起甘油三酯在肝脏蓄积。

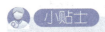

糖类的组成

糖类不单纯指主食。水果、薯类、白糖、冰糖、红糖等也都富含糖类，所以此类食物也要限制食用量。

三、脂肪性肝炎症状

绝大多数脂肪性肝炎患者并没有明显的症状，在体检中偶然发现有肝大或转氨酶、碱性磷酸酶轻度或中度增高，或进行B超、CT（计算机断层扫描）检查时，提示可能有脂肪性肝炎。部分患者有食欲减退、乏力、腹胀、右上腹轻度不适、隐痛等。重症患者可能有血浆蛋白过低、电解质紊乱、水肿和腹水，进一步恶化可以发生肝细胞坏死与纤维性变和肝硬化。

四、脂肪性肝炎营养治疗

1. 营养治疗的目的

营养治疗是脂肪性肝炎最基本的治疗措施。通过控制总能量，限制脂肪摄入，给予充足的蛋白质、维生素、矿物质及膳食纤维，可以促进脂肪酸氧化分解，改善肝功能，防止脂肪性肝炎的发生和发展。

2. 营养治疗的原则

脂肪性肝炎的一般治疗包括消除病因、治疗原发病。饮食治疗原则是控制总能量，限制脂肪摄入。肥胖者应控制体重，维持理想体重，必要时结合药物治疗和增加运动锻炼。在采用抗脂肪性肝炎药物以促进脂肪酸氧化的同时，膳食管理十分重要。

3. 营养治疗方法举例

例：患者男性，45岁，身高178cm，体重82kg，标准体重=身高（178）-105=73kg，体重处于超重范围内。

① 控制能量摄入：能量摄入过多可使脂肪合成增多，加速肝脂肪病变，应适当控制能量摄入。肥胖或超重者要控制或减轻体重，能量控制在20～25kcal/（kg·d）。对能量的控制不能骤然剧减，以免患者不适应。计算每日能量供给量：标准体重73×25≈1800kcal。

② 适当提高蛋白质供给量：高蛋白质饮食有保护肝功能、促进已损坏的肝细胞修复和再生的作用，还可提供甲硫氨酸、苏氨酸、赖氨酸、色氨酸和胆碱等抗脂肪性肝炎因子，使肝内合成的脂蛋白将甘油三酯顺利运出肝脏，防止肝内脂肪浸润。故蛋白质供给1.5g/（kg·d）左右为宜。可选用脱脂牛奶、去脂奶渣、鸡蛋清、鱼类、兔肉、煮过的瘦猪肉、牛肉、鸡肉等食物。计算每日蛋白质供给量：标准体重73×1.5≈110g。

③ 控制脂肪和胆固醇入量：每日脂肪供给量占总能量＜25%，因脂肪过多对肝病不利，可影响胆固醇水平，还能在肝内沉积，妨碍肝糖原合成，并使肝功能减退，故应限制脂肪摄入量。可采用植物油，因其不含胆固醇，且所含的谷固醇、豆固醇和必需脂肪酸可以阻止或消除肝细胞的脂肪变性，有较好的去脂作用。应避免动物油（鱼油除外），限制动物内脏、蛋黄、鱿鱼、沙丁鱼、动物脑髓、鱼卵等含胆固醇高的食物，每日胆固醇摄入量小于300mg。计算每日脂肪供给量：1800×23%÷9≈46g。

④ 适当控制糖类：糖类摄入过多易转化为脂肪，进而导致肥胖，不

利于脂肪性肝炎患者健康的恢复。另外，摄入过多的糖类能刺激胰岛素分泌，使肝脏合成甘油三酯增多，增加肝内脂肪堆积，影响脂肪性肝炎的治疗。所以糖类的供能应小于总能量的55%。最好选用粗杂粮，不用精制糖类、蜂蜜、果汁、果酱、蜜饯等甜食。计算每日糖类供给量：$1800×53%÷4≈240g$。

⑤ 补充维生素、矿物质和膳食纤维：多进食富含维生素和矿物质的新鲜蔬菜、水果，有助于维持患者的正常代谢，加速肝细胞修复，帮助患者康复。蔬菜、水果富含膳食纤维，其可以通过减少胆固醇吸收、抑制胆固醇合成、加快胆固醇排泄来达到降低血胆固醇的作用；同时，可溶性膳食纤维还可以延缓淀粉在小肠内的消化，减少小肠对糖分的吸收，从而起到降低餐后血糖的作用。此外，富含膳食纤维的蔬菜，能量密度较低，饱腹感强，对肥胖患者而言，可以减少总的食物摄入量，达到控制体重和减肥的目的。膳食不宜过分精细，主食应粗细杂粮搭配。对肝脏功能明显障碍、伴有腹水或水肿者应限制钠盐。

⑥ 戒酒，少吃刺激性食物，忌用鸡汤、鱼汤以及辛辣调味品。

⑦ 烹饪方式：采用蒸、煮、烩、炖、熬、焖等方式，忌油炸、煎、炒的方法。

4. 全天食谱举例

全天热量约1800kcal，蛋白质约110g，脂肪约46g，糖类约240g。

早餐：鸡蛋面（全蛋1个+蛋白1个+豆腐1两+西红柿50g+生菜50g+面粉50g）。

加餐：草莓100g、脱脂牛奶250mL。

午餐：二米饭（大米40g+荞麦米35g）、豆腐煲（牛肉25g+虾仁50g+豆腐50g+香菇25g+橄榄油5g）、熬冬瓜（冬瓜200g+香菜25g+花生油5g）。

加餐：猕猴桃100g、脱脂牛奶250mL、无糖燕麦片25g。

晚餐：紫米馒头（面粉55g+紫米面20g）、三色鸡丝（鸡胸肉75g+胡萝卜50g+紫甘蓝50g+豆芽50g+豆油10g）、凉拌菠菜豆片（菠菜100g+豆片25g）。

第四节
肝性脑病饮食

肝性脑病（hepatic encephalopathy，HE）又称肝昏迷，是急、慢性肝病的危重表现，是以代谢紊乱为基础、中枢神经系统功能失调的综合征。轻者临床表现为轻微智力减退，严重者出现行为失常、意识障碍、昏迷等。

一、病因及发病机制

主要病因是肝硬化，也见于原发性肝癌、重症病毒性肝炎和中毒性肝炎、阻塞性黄疸、肝脓肿等疾病，门体分流术也可以引起。肝性脑病主要发病机制迄今尚未完全明了，主要有氨中毒学说和假性神经递质学说。

二、肝性脑病的代谢障碍

1. 低血糖

正常时肝中的酶能使肝糖原分解为葡萄糖，以调节血糖水平。肝功能衰竭时，此种功能消失，故肝性脑病患者易出现低血糖而加重昏迷。

2. 氮质血症和酮血症

肝糖原的减少，肝细胞内糖氧化减弱，促使蛋白质和脂肪分解代谢增加，蛋白质分解过度使血氨增高，脂肪分解过度使血中酮体增多，从而导致患者出现氮质血症和酮血症。

3. 低钠和低钾血症

肝性脑病患者常有大量腹水，长期低钠饮食、呕吐、腹泻、反复使用利尿药和糖皮质激素等，常导致低钠和低钾血症。

4. 代谢性酸中毒

肝内酶的缺乏使葡萄糖的代谢产物，如丙酮酸、乳酸合成肝糖原的过程受阻，使血液和脑组织中丙酮酸及乳酸积聚，从而发生代谢性酸中毒。

三、肝性脑病临床表现

肝性脑病的临床表现轻重不一。急性重症肝炎所致的大片肝细胞坏死，患者可在起病数周内进入昏迷直至死亡。昏迷前可无前驱症状，慢性肝性脑病多由慢性肝功能衰竭或门体分流引起。

临床一般分为5期，如下所述。

0期（潜伏期）：又称轻微肝性脑病，无行为性格的改变，无神经系统病理征，脑电图正常，只在心理测试或智力测试时有轻微异常。

1期（前驱期）：出现轻度性格改变和行为异常，如焦虑、欣喜、淡漠、健忘、睡眠倒错等，脑电图多数正常。

2期（昏迷前期）：出现意识错乱、睡眠障碍、行为失常（如随地大小便）、书写障碍、言语不清等，肌张力增加，腱反射亢进，锥体束征阳性，扑翼样震颤存在，脑电图有特征性异样改变。

3期（昏睡期）：以昏睡和精神错乱为主要表现，各种神经体征持续或加重。扑翼样震颤仍可引出，腱反射亢进、肌张力增高，脑电图有异常波形。

4期（昏迷期）：神志完全丧失，不能唤醒。由于患者处于昏迷状态，无法引出扑翼样震颤。浅昏迷时，腱反射亢进、肌张力增高，深昏迷时腱反射消失、肌张力降低，脑电图明显异常。

四、营养治疗

1. 营养治疗的目的

肝性脑病的营养治疗目的：增进患者食欲，改善消化能力；去除病因，控制病情发展；促进肝细胞修复再生及肝功能恢复；控制总能量和蛋白质的摄入，减少体内有毒代谢产物的生成，避免肝昏迷的发生或进一步恶化。

2. 营养治疗的原则

营养治疗原则包括提供适量的能量和氮，以利于蛋白质的合成；根据肝性脑病不同的临床分期控制蛋白质的摄入量，适当提高糖类供给比例，保证充足的微量元素。液体补充量以患者能够耐受，不会引起电解质代谢紊乱或酸碱失衡为宜。

3. 营养治疗措施

（1）供给充足的能量和糖类

1~2期，应选择高糖类饮食。3~4期应暂时选择无蛋白质流质饮食，由葡萄糖供能，每日供给能量1200~1600 kcal。复苏后，能量可提高到每日1500~2000 kcal。

（2）蛋白质

① 控制蛋白质的质和量：控制饮食中蛋白质的摄入量是防止血氨升高的基本措施，合理确定饮食蛋白质供给量极为重要。各种氨基酸产生氨的能力不同，根据服用氨基酸后血氨升高程度将其分为3组：产氨最多的是甘氨酸、丝氨酸、苏氨酸、甲硫氨酸、组氨酸、赖氨酸、谷氨酰胺、天冬酰胺；其次为亮氨酸、丙氨酸、缬氨酸、苯丙氨酸、异亮氨酸、酪氨酸和脯氨酸；产氨最少的是精氨酸、天冬氨酸、谷氨酸和色氨酸。注意选择产氨少的蛋白质食物，如奶类。

② 蛋白质供给量的调整：限制蛋白质以控制血氨的升高。根据不同的临床分期，具体可分为低蛋白质饮食、无蛋白质饮食、逐步增加蛋白质供给和严格限制蛋白质饮食。

低蛋白质饮食：1~2期的患者，20g/d，避免出现负氮平衡。

无蛋白质饮食：昏迷期的患者，给予无蛋白质饮食，以葡萄糖作为主要能量来源。但持续时间不可过长，否则会出现负氮平衡。

逐渐增加蛋白质供给：血氨不高，但有神经精神症状者，在24h内给予无动物蛋白质饮食，继续观察血氨。监测血氨不高，表明肝昏迷与血氨无关，可根据患者耐受情况，以0.25~0.5g/（kg·d）的速度增加用量，每隔2~3天加量一次，但最大量不宜超过1g/（kg·d），若肝性脑病加重则停止加量。

严格限制蛋白质饮食：肝昏迷伴有肝肾综合征者要严格限制蛋白质，可适量补充支链氨基酸溶液。

> **肝性脑病患者食物选择及禁忌**
>
> ① 食物蛋白质选择：首选产氨较少的植物蛋白（如大豆蛋白），产氨少的动物蛋白（如奶类、蛋类）。植物蛋白产氨较少，禽肉次之，畜肉产氨最多。选用富含支链氨基酸的蛋白质，如大豆蛋白质富含亮氨酸、异亮氨酸等，且芳香族氨基酸含量少，为肝性脑病患者蛋白质的良好来源。
>
> ② 禁食（少吃）食物：如果患者血氨升高并伴有神经系统症状应禁食动物性蛋白质，少吃带皮鸡肉、猪肉、牛肉等富含芳香族氨基酸的食物。

（3）适量脂肪供给

肝性脑病患者对脂肪的消化吸收能力降低，而脂肪可以供给必需脂肪酸和促进脂溶性维生素的吸收，增进食欲，润肠通便等。供给量为 $1g/(kg·d)$，可用 MCT 代替部分植物油，以满足供能，也可以采用脂肪乳剂，可以预防腹泻。

（4）维持水、电解质及酸碱平衡

注意出入量的记录，腹水和水肿者应减少食盐摄入量，采用低盐或低钠膳食，并限制水的入量，一般以前一日的排出量来定。及时纠正低钾血症，可补充钾盐和含钾多的食物，如浓缩果汁、菜汁等；出现高钾血症则需避免食用含钾多的食物，并输注葡萄糖以纠正。

（5）供给充足维生素和微量元素

肝性脑病的患者维生素及微量元素摄入不足，供给富含多种维生素的食物，特别是含维生素C丰富的食物，有利于病情恢复。低蛋白质饮食常会导致钙、铁、维生素B_2、维生素K等缺乏，应在饮食之外予以补充。肝功能衰竭时，脑中铜、锌降低，可能为肝昏迷的原因之一，因此在膳食治疗中应注意锌、铜的补充。

（6）供给适量的可溶性膳食纤维

如水果中的果胶、海藻中的藻胶等，能够促进肠蠕动，有利于通便。所有新鲜蔬菜及去皮水果应切碎煮烂，并应除去粗糙纤维。同时养成细嚼慢咽的习惯，确保排便通畅，有利于减少有毒代谢产物的吸收。

（7）营养支持路径

根据不同的病情严重程度，可选择肠内或肠外营养。昏迷前期，给予极易消化的少渣半流或流质食物，凡昏迷不能自主进食者可采用鼻饲，不能鼻饲者（如食管胃底静脉曲张严重）应用肠外营养。要根据患者个体情况，选择适当的结构配比及较精确的供给量，在满足营养需要基础上，有利于改善临床症状。

4. 中华医学会肠外肠内营养学分会（CSPEN）关于肝性脑病的营养治疗指南

① 推荐采用NRS2002筛查工具对肝脏疾病患者进行营养风险筛查。

② 存在营养摄入不足的患者，优先考虑给予肠内营养。

③ 存在肝硬化失代偿或肝性脑病的患者，应给予含有支链氨基酸（BCAA）的肠内营养。

④ 对于肠内营养难以达到营养摄入目标的患者，推荐给予肠外营养。

⑤ 存在肝性脑病，且需要接受肠外营养的患者可考虑经静脉补充支链氨基酸。

⑥ 不推荐没有肝性脑病或肝功能不全的患者常规使用静脉支链氨基酸。

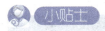小贴士

肝性脑病流食食谱举例

7:00	米汤加白糖200mL	9:00	甜豆浆200mL
11:00	菜汁米糊200mL	15:00	米汤加蜂蜜
17:00	胡萝卜米糊	19:00	藕粉

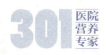

第五节
胆石症和胆囊炎饮食

胆道系统具有分泌、贮存、浓缩和输送胆汁的作用，对胆汁排入十二指肠起着重要的调节作用。胆汁的主要成分是水、胆汁酸、胆盐、胆固醇、磷脂、胆红素等，其主要生理功能有促使脂肪、胆固醇的消化与吸收，促进脂溶性维生素A、维生素D、维生素E、维生素K的吸收。胆盐具有抑制肠内致病菌生长繁殖和内毒素形成的作用。胆囊炎和胆石症是胆道疾病中最常见的两种，胆石症包括发生在胆囊和胆管的结石。胆汁淤积、胆汁中胆固醇增高、胆道感染是胆结石形成的主要原因，胆结石梗阻胆道又可引起急性胆囊炎，因此胆结石常与胆囊炎并发，两者在膳食安排上有共同点。通过对脂肪摄入量的控制，以减少脂肪和胆固醇的代谢，减轻或解除患者的疼痛，并预防结石形成。

一、胆石症和胆囊炎概述

胆道系统疾病中最常见的是胆石症和胆囊炎，两者常同时存在，可能互为因果。

（一）胆石症

胆石症是指胆管系统，包括胆囊和胆管在内的任何部位发生结石的疾病，是胆管系统常见疾病之一。胆石分三类：胆固醇结石、胆色素结石、混合性结石。胆结石可发生在胆管系统的任何部位，根据发生部位不同，分为胆囊结石、肝内胆管结石、肝外胆管结石。胆结石的主要形成因素与饮食、机体代谢改变、胆汁淤积、胆道寄生虫病、细菌感染、雌激素、过度溶血等有关系，可维持数十年。胆囊结石者可无症状或发生间断性右肋部钝痛感。当结石阻塞胆管时，可发生向右肩的放射痛，常伴有腹痛、恶心、呕吐、寒战、高热、黄疸等。女性多发，特别是40岁以上的肥胖女性更易患胆石症。

（二）胆囊炎

胆囊炎分为急性、亚急性和慢性胆囊炎。急性胆囊炎是胆囊管梗阻和细菌感染引起的炎症。约95%的患者有胆囊结石。慢性胆囊炎是胆囊持续的、反复发作的炎症过程。超过90%的患者有胆囊结石，胆囊炎其他常见病因有胆汁淤积、胆管内寄生虫等。发作时患者常上腹部胆囊区阵发性疼痛并放射至右肩和背部，伴有恶心、呕吐、腹胀等。当发生化脓性胆囊炎或炎症波及胆总管时，可有寒战、高热。

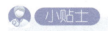小贴士

胆囊的作用很重要

人体中的胆囊位于肝脏的下方，肝胆密不可分。虽然胆囊相对于肝脏体积很小，但是对人体的生理功能却发挥着强大的作用。如果因为胆道疾病不得已切除了胆囊，会对身体有什么影响呢？胆囊是肝脏分泌胆汁的一个小小储藏室，储藏胆汁约30～50mL，切除胆囊后最主要的问题是进食了油腻的食物之后，患者容易出现消化不良、腹泻、腹胀等症状，所以一定要少吃点高脂肪的食物。另外，没有胆囊的存储缓冲，肝脏每天分泌的胆汁会源源不断流到肠道里，这就要求胆囊切除的人不仅要调节饮食习惯，生活方式也要做适当调整。

二、膳食因素与胆结石和胆囊炎的关系

1. 营养素摄入不平衡

人群流行病学调查和临床观察资料表明，长期高糖类、低蛋白膳食，与胆色素结石形成密切相关；而高脂肪、高蛋白膳食与胆固醇结石形成有关。

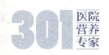

2. 长期缺乏膳食纤维

长期低膳食纤维饮食，就增加了胆酸如去氧胆酸在胆汁中的含量。调查结果表明，常食蔬菜的人群很少患胆结石。

3. 高胆固醇膳食易诱发胆结石

长期摄入高胆固醇食物，如动物脑、动物内脏和鱼子等含胆固醇高的食物，使胆汁中胆固醇处于超饱和状态，胆固醇析出，形成胆结石。

4. 不洁饮食引起肠道寄生虫病

进食不洁的食物易引起肠道炎症及寄生虫感染，致非结合胆红素升高，同时炎症脱落的上皮、细菌、蛔虫虫体及虫卵常构成胆结石的核心。

三、营养治疗目的及原则

抑制胆结石的形成和缓解梗阻引起的疼痛，通过控制体重、少食多餐、多饮水，防止胆汁淤积，抑制胆结石形成。通过低脂肪、低胆固醇饮食，辅以糖类，维持机体能量需要，减少促进胆结石形成和引起疼痛的原因，减少诱因，增加机体抵抗力。

首先严格限制脂肪的摄入，忌吃肥肉并限制烹调油用量。急性期饮食可给予高糖类、少渣或无渣食物，如米糊、藕粉，而高膳食纤维饮食可促进肠蠕动，加重腹痛。高胆固醇膳食，无论胆结石疼痛发作与否，都应该限制。多食用含维生素A和维生素C丰富的食物，有利于保护肝脏。慢性期患者可多饮水、果汁，以稀释胆汁，少食多餐，可刺激胆汁分泌，促进胆囊收缩。

四、营养治疗

（一）急性期

胆管疾病患者急性发作期呕吐频繁，疼痛严重者应禁食，使胆囊得到充分休息，以缓解疼痛，并由静脉补充营养。但应多饮水，并注意补充钠盐和钾盐，保持水、电解质平衡。疼痛缓解后，根据病情循序渐进地调配饮食，可给予纯糖流食，或采用低脂肪、高蛋白、高糖类、高维生素的食物以加强营养，如米汤、果汁、藕粉等。病情好转后可给予低脂少渣半流食或软食。

（二）慢性期

给予高糖类、高蛋白、高维生素饮食，控制饮食中脂肪和胆固醇含量，多饮水。

① 适量能量摄入：对于肥胖者需适当限制能量摄入量，以减轻体重，既要满足患者的生理需要，又要防止能量摄入过多，每天供给能量约1800~2000kcal。对于消瘦者，则应适量增加能量供应，以利于康复。

② 严格限制脂肪摄入：避免因脂肪含量高的食物刺激胆囊收缩从而加重疼痛，应严格限制脂肪摄入量，尤其要限制动物性脂肪的摄入，可适量选用植物油烹调，有助于胆汁排泄。开始脂肪摄入量应控制在小于20g/d，逐渐增加到40g/d以内，但应均匀分布于三餐饮食中，避免在一餐中摄入过多脂肪。

③ 低胆固醇：控制含胆固醇高的食物，以防过多的胆固醇重新分泌到胆汁中，导致胆固醇浓度升高而形成胆结石。胆固醇每天摄入量应小于300mg，重度高胆固醇血症患者胆固醇摄入量应控制在每天200mg以内。尽量少用或不用含胆固醇高的食物，如肥肉、肝、肾、脑等动物内脏以及蛋黄、咸鸭蛋、鱼子、蟹黄等。

④ 适量蛋白质：充足的蛋白质可以补偿消耗，维持机体氮平衡，增强机体免疫力。建议每日蛋白质供给量为50~70g，摄入过多会增加胆汁分泌，影响病变组织恢复，应选用富含优质蛋白的食物，如鱼、瘦肉、兔肉、鸡肉、豆腐、蛋清、大豆制品等。

⑤ 充足的糖类：糖类易于消化、吸收，对胆囊的刺激较脂肪和蛋白质弱。推荐每日供给量约300~500g。充足的糖类可以起到补充能量、增加肝糖原、保护肝细胞的目的。应以多糖摄入为主，控制单糖双糖的摄入，尤其对于肥胖、高脂血症的患者，更要注意限制单糖双糖的摄入。

⑥ 丰富的维生素：维生素A有防止胆结石形成的作用，帮助胆管上皮

生长和保持完整性，有利于病变胆管修复。其他如B族维生素、维生素C和维生素E也应充分供给。

⑦ 高膳食纤维：膳食纤维能增加胆盐排泄，抑制胆固醇吸收，降低血脂，可使胆固醇代谢正常，减少胆结石形成的机会；膳食纤维还促进肠蠕动，有利于通便。含膳食纤维高的食物，如绿叶蔬菜、萝卜、豆类、水果、粗粮等，其中香菇、木耳具有降低胆固醇的作用。

⑧ 大量饮水：多饮水，可以稀释胆汁，促使胆汁排出，预防胆汁淤滞，有利于胆管疾病的恢复，每天供水量以1500～1700mL为宜。

⑨ 少量多餐：少量多餐、定时定量。少量进食可减少消化系统负担，多餐可刺激胆管分泌胆汁，保持胆管畅通，有利于胆管内炎症物质引流，促使症状缓解和病情好转。

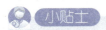

胆石症和胆囊炎患者饮食禁忌

不宜食用食物：忌食辛辣食物和刺激性的调味品，如辣椒、咖喱、芥末等；忌饮浓茶、浓咖啡等；戒酒；避免食用油炸及产气食物，如牛奶、洋葱、蒜苗、萝卜、黄豆等；忌食脂肪高、胆固醇高的食品，如肥肉、煎炸食品、动物内脏、蛋黄等。注意饮食卫生，防止肠道出现寄生虫和感染。

（三）缓解期食谱举例

早餐：豆浆、糖包、黄瓜豆腐丝。
加餐：鲜果汁。
午餐：西红柿汤面、烩鸡丝青笋丝。
加餐：脱脂牛奶。
晚餐：米饭、瘦肉末小白菜豆腐。

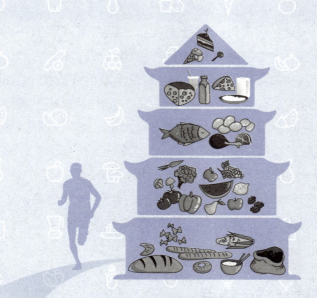

第七章

肠道疾病，饮食为先

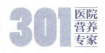

第一节
十二指肠溃疡饮食

消化性溃疡是一种全球常见的胃肠道疾病，但在不同国家和地区，其发病率有较大差异。消化性溃疡是指在各种致病因子作用下，消化道黏膜发生炎症反应与坏死、脱落，形成溃疡。病变最常发生在胃和十二指肠。

溃疡的发病机制主要与胃、十二指肠黏膜的损伤因素和黏膜自身的防御-修复因素之间失衡有关。最常见的损伤因素是：幽门螺杆菌感染、非甾体抗炎药广泛使用、胃酸和胃蛋白酶分泌过多导致自身消化、高度的精神紧张和焦虑。此外，吸烟、饮食、遗传等因素也能起到一定作用。

本病可见于任何年龄，常见于20～50岁，男性较女性多，十二指肠溃疡多于胃溃疡，两者之比约为3:1，故而本章主要介绍十二指肠溃疡的饮食。

一、疾病概述及临床特点

十二指肠溃疡主要表现为中上腹反复周期性的疼痛或不适，全年都可发作，但以春、秋季节发作多见。节律性溃疡疼痛与饮食之间具有明显的相关性：在一天当中，疼痛好发在二餐之间空腹时，持续不减直至下餐进食或服制酸药物后缓解；一部分十二指肠溃疡患者，由于夜间的胃酸较高，尤其在睡前曾进餐，可发生半夜疼痛。疼痛性质多呈钝痛、灼痛或饥饿样痛，一般较轻而能耐受，持续性剧痛提示溃疡穿透或穿孔。除中上腹疼痛外，尚可有烧心、反胃、反酸、嗳气、恶心、厌食、腹胀等其他胃肠道症状。

二、通过饮食促进十二指肠溃疡愈合

在根除幽门螺杆菌感染的基础上，膳食治疗也可以与抑酸药和胃黏膜保护药一同减少和中和胃酸分泌，维持胃肠上皮组织的抵抗力，减轻患者不适感，促进溃疡愈合，恢复良好的营养状况，并防止复发。

饮食治疗的目的是通过减少食物中机械性、化学性和温热的刺激，以减低自主神经的不稳定性，同时通过合理的饮食烹调和少量多餐，以中和胃酸和抑制胃液分泌，减轻胃肠负担，保护胃和十二指肠的功能，缓解症状，促进溃疡的愈合，防止复发，改善全身的营养状况，使患者早日康复。

（一）选择营养价值高、细软易消化食物

合理摄入营养素不但能满足人体正常的营养需求，也能修复受损组织，促进溃疡面的愈合。选择如牛奶、鸡蛋、豆浆、鱼、瘦肉等优质蛋白的食物，并在每餐搭配软烂且含丰富维生素的蔬菜，例如胡萝卜、菜花、西蓝花、西葫芦、白萝卜、南瓜、茄子、西红柿、冬瓜、丝瓜等。可以选用一些含淀粉较多且容易制软的蔬菜，例如山药和芋头。选用蒸、煮、余、软烧、烩、焖等烹调方式使其变得细软易消化，减少对胃肠的刺激。

（二）少量多餐，愉悦进食

1. 少量多餐

如果每餐摄入太多会导致胃窦部过分扩张而刺激胃酸的分泌，因此定时定量、少量多餐更有益于十二指肠溃疡的患者。每天5～7餐，以减少饥饿性疼痛，每餐量不宜多。少量多餐可中和胃酸，减少胃酸对溃疡面的刺激，又可供给营养，有利于溃疡面愈合，对急性消化性溃疡更为适宜。可在两餐之间进食全脂牛奶、浓米汤、蒸蛋羹及淡藕粉作为加餐。睡前加餐，对十二指肠溃疡尤为适宜，可减少饥饿性疼痛，有利于睡眠。

一旦溃疡的症状得到控制，溃疡面已愈合的患者，可逐渐恢复至平日的一日三餐，因为这样可以避免少食多餐带来的食物对胃体的刺激而使胃酸分泌增加的问题。

2. 愉悦进食

进食时应心情舒畅、细嚼慢咽，以利于消化。进食时情绪不佳容易导

致胃肠功能紊乱,若不细嚼慢咽,则唾液分泌减少,而唾液入胃后不仅能保护胃黏膜,而且其所含的表皮生长因子可以抑制胃酸分泌并促进胃黏膜再生。

(三)减少摄入各种刺激性食物

机械性刺激是指食物的硬度、形状以及由于食物本身的特性,在胃内停留时间长而导致胃壁感受到的牵张和压迫。因此要避免摄入对溃疡面有损伤作用的粗糙食物,如粗粮、生硬含粗纤维多的蔬菜、水果,如芹菜、韭菜、雪菜、竹笋及干果类等。

化学性刺激是指食物被消化吸收时,它含有的某些化学物质促进胃腺分泌,对溃疡愈合不利,如咖啡、浓茶、烈酒、浓肉汤、味精、山楂制品、香料、辣椒、咖喱、含酒精饮料等,以及煎炸食品和大量蔗糖。

易产气食物容易引起胀气而对胃肠产生牵拉,会引起胃肠不适,如生葱、生蒜、生萝卜、蒜苗、洋葱等。

生冷食物会减慢血液循环,刺激溃疡面,造成消化不良,并能刺激胃肠道的末梢神经,反射性地增加胃肠蠕动,引起胃部不适。因此应避免摄入大量冷饮、冷拌菜等食物。

难以消化的食物,在胃肠停留时间过长,增加胃肠代谢负担而引起不适,如腊肉、火腿、香肠、蚌肉等。

刺激性强的调味品,会刺激胃肠蠕动,促进胃酸分泌,加重胃部不适,如胡椒粉、咖喱粉、芥末、辣椒油等。

(四)减少摄入易刺激胃酸分泌的食物

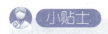

胃酸小知识

胃酸可以杀灭胃里的微生物,参与蛋白质消化,辅助铁、钙和维生素B_{12}的吸收。主要促进胃酸分泌的因素是人体自身内分泌、旁分泌和神经调节的胃泌素、组胺和乙酰胆碱。幽门螺杆菌也可影响胃酸的分泌。正常量的胃酸分泌参与机体的正常代谢，但当胃酸和胃蛋白酶分泌过多超过消化道黏膜屏障功能的时候，消化性溃疡就出现了。

1. **蛋白质与胃酸**

蛋白质对胃酸起缓冲作用，可以中和胃酸，并且补充的蛋白质可以参与溃疡创面修复，但蛋白质在胃内消化又可促进胃酸分泌。因此，蛋白质只需供应足够的量以维持机体需要即可，不需要额外增加或是减少蛋白质，即每日每千克体重1g为宜。如果有贫血，可以将蛋白质增加至每日每千克体重1.5g。

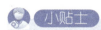 小贴士

什么是优质蛋白质？

蛋白质是生命的基础，约占人体重量的18%～20%，是构成人体结构和正常生理功能的主要成分，是人体能量的来源之一。来源于动物性食物和大豆的蛋白质，因其氨基酸模式接近人体蛋白质的氨基酸模式，更容易被人体吸收利用，称为优质蛋白质。

2. **脂肪与胃酸**

脂肪可以抑制胃酸分泌，适量脂肪对胃肠黏膜没有刺激，但是过多脂肪的摄入会促进胆囊收缩而抑制胃肠蠕动，延缓胃排空，食物在消化道内潴留时间延长，导致胃酸分泌增加并加剧胆汁反流，引起胃胀痛。

因此，应限制每日食物里自身含有的脂肪和烹调油量。二者总共加起来供给50～60g即可，其中烹调用油控制在25～30g（白瓷汤勺一平勺为10g，一天不超过3勺）。选择易消化吸收的乳融状脂肪（如奶油、牛奶、蛋黄、黄油、奶酪等），也可用适量植物油；少用除乳融状脂肪以外的动物油，如猪油和起酥油。

3. **糖类与胃酸**

糖类中的多糖类既无刺激胃酸分泌作用，也不抑制胃酸分泌，所以无

需避免。通常消化性溃疡患者进食量少、吸收和消化能力较弱，常导致糖类不能满足机体需要，患者常容易出现体重下降或消瘦。多糖类的合理补充不仅能保证能量供给，稳定血糖，增加体重，还可以中和胃酸，改善疾病状况。每天可供给300～350g。选择易消化食物如粥、面条、馄饨等，主食以面食为主。甜食和糖醋食物不宜食用太多，因为其中的蔗糖可使胃酸分泌增加，且易引起胀气。

4. 食盐与胃酸

溃疡患者钠代谢降低，容易发生体内钠潴留，而多余的钠可增加胃液的分泌，因此，溃疡患者应采用低盐饮食，每天盐摄入量以3～5g为宜。

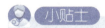小贴士

控盐小技巧

采用醋、柠檬汁等酸味调味汁替代一部分的盐和酱油；多选用本身有味道的食物，例如洋葱、青椒、番茄等；在烹调的最后才按需加盐；避免使用酱汁蘸料、腌制食品和预包装食品等这些含盐多的食物。

（五）戒烟戒酒

酒精在体内代谢产生的乙醛对胃肠黏膜有直接损害作用，长期酗酒会削弱胃肠黏膜的屏障作用。

吸烟可刺激胃酸分泌增加，一般吸烟者较不吸烟者的胃酸增加近一倍。吸烟还会导致血管收缩，并抑制胰液和胆汁的分泌，减弱其在十二指肠中和胃酸的能力。另外，烟草中的尼古丁可使幽门括约肌张力减弱，影响其关闭的能力而导致胆汁反流，从而破坏胃肠黏膜屏障。

三、饮食治疗

溃疡病患者在急性发作期排除消化道出血后可采用流食，限用鱼汤、鸡汤和植物粗纤维。少量多餐，每天5～7餐，间隔2～3h进食一次；一旦病情好转，应尽早改成半流食。

少渣半流质饮食适用于流质饮食控制7～10天后病情缓解的患者。肉类用凉水煮开弃去原汤，再进行烹饪；主食可选用大米粥、细挂面、面片汤、面疙瘩汤、馄饨、花卷、发糕、馒头、肉馅包子等；暂时不选用任何的蔬菜、水果。少量多餐，每天5～6餐。

待病情基本稳定后，在上述少渣半流食的基础上选择一些纤维少的蔬菜和水果，如嫩黄瓜（去皮去籽）、嫩茄子（去皮）、西葫芦（去皮）、西红柿（去皮去籽）、冬瓜、土豆等蔬菜和薯类，要切细煮烂或做成泥状以减少机械性刺激。选择成熟的水果，如苹果、桃、梨等，避免不成熟的水果，因其含有对胃有刺激性的鞣酸较高。豆制品类除豆腐外应暂时避免食用。

一天食谱举例如下：

早餐：小米粥、煮蛋、馒头、热拌西葫芦丝。
加餐：枣泥粥。
午餐：鸡蛋番茄疙瘩汤、烩肉末茄丁、烧芋头丁。
加餐：牛奶、苹果。
晚餐：瘦猪肉馅馄饨、黄瓜烩虾仁、烩西蓝花。
加餐：藕粉。

第二节
克罗恩病饮食

克罗恩病是慢性的肠道炎症，通常在20～30岁之间起病，起病缓慢隐匿，多反复发作，长期迁延不愈。克罗恩病发病机制尚未阐明，目前认为可能是肠道免疫系统、遗传和环境因素相互作用的结果。

一、疾病概述及临床特点

克罗恩病是一种慢性肉芽肿性的炎症，病变部位可以发生在胃肠道的任何部位，但超过一半以上的患者是发生在回肠末端和结肠。其特征是脓肿、肠瘘、纤维化，肠壁增厚与局部狭窄进而出现局部或是完全肠梗阻，还有可能会有乏力和贫血出现。

患者在发作期有持续性右下腹或脐周疼痛，排便后不缓解，症状较重。其他症状还有腹胀、腹部包块，常见肛周感染，在缓解期以上症状消失。较溃疡性结肠炎患者，更容易出现发热与消瘦。

二、克罗恩病与饮食的关系

营养不良会影响到肠黏膜的屏障和免疫功能；各种营养素也会影响肠道菌群和炎症应答的强度。此外，与健康人群相比，克罗恩病患者更容易发生食物不耐受，从而出现胃肠部分梗阻、吸收障碍、腹泻、便血、发热、体重减轻等症状，因此，克罗恩病患者属于容易发生营养不良的高危人群。

（一）蛋白质－能量营养不良

蛋白质－能量营养不良是克罗恩病患者的突出特征，其发生与全身炎症反应有关。由于疾病，克罗恩病患者能量消耗增加，如果合并感染、发热以及其他的并发症，能量消耗会更高。营养不良的程度和疾病持续的时间、活动度和病变范围密切相关。由于小肠是营养素主要的吸收部位，累及小肠的时候，更容易出现蛋白质－能量缺乏和特殊营养元素的缺乏，甚至是已经从活动期转为缓解期的患者也会发生。蛋白质－能量营养不良的主要表现为体重丢失、皮下脂肪减少及肌肉萎缩。

（二）贫血

贫血在克罗恩病患者中常见，约有25%～85%的患者有贫血，与铁缺乏、叶酸缺乏和维生素B_{12}缺乏相关，主要与小肠吸收功能因疾病受限所致有关。需要额外补充铁制剂、叶酸和维生素B_{12}。

（三）钙和维生素D缺乏

由于克罗恩病患者肠道脂肪吸收不良，不吸收的脂肪在肠内与钙形成钙皂，20%～60%的克罗恩病患者有钙缺乏，骨质减少和骨质疏松是钙和维生素D缺乏的直接后果，严重者出现骨折。研究发现克罗恩病患者骨折发生率较同年龄同性别的人增加2.5倍，故需要补充钙，并定期监测维生素D水平和骨密度，并在饮食中注意补充富含钙的食物和维生素D补充剂。对于间断使用皮质激素治疗的患者也需要额外补充钙和维生素D补充剂。

（四）B族维生素缺乏

由于消化不良、吸收障碍、药物-营养交互影响或摄入不足，克罗恩病患者常存在B族维生素的缺乏，特别是叶酸、维生素B_6和维生素B_{12}的缺乏。例如50%~79%的克罗恩病患者有叶酸缺乏，可用维生素补充剂来补充B族维生素；对于有回肠病变或是回肠切除>20cm的克罗恩病患者应每月肌内注射补充维生素B_{12}，并每年监测维生素B_{12}水平，以排除存在缺乏的情况。

（五）脂溶性维生素缺乏

由于患者脂肪吸收存在障碍，需要额外补充脂溶性维生素A、维生素D、维生素E、维生素K。并且，维生素A和维生素E具有抗氧化功效，缓解期的克罗恩病患者对其需求量增加。

（六）不需补充益生元和益生菌

膳食纤维或益生菌对于预防克罗恩病复发无明显作用，因此不建议额外补充。

三、饮食的缓解作用

营养支持治疗的目的是减少发生营养不良的风险，改善患者营养不良状况。总的原则是摄入高能量高蛋白、少纤维、低脂肪、细软易消化的食物，以补偿患者长期腹泻而导致的营养消耗。

（一）活动期/急性期

如果没有明确的禁忌证，首先采用经口进食或管饲全营养补充剂的方式，持续6～8周诱导症状缓解，促进肠道黏膜愈合。为了减少患者启动肠内营养时不耐受的情况，应在最初几天缓慢地增加用量。当患者无法耐受整蛋白膳食时，可采用短肽或是水解配方的要素膳食，但并没有必要一开始就采用要素膳食。

对于肠内营养途径不能满足目标能量60%的，可采用补充性肠外营养支持，即肠外营养补充肠内营养不足的部分；有很严重的肠道损伤，如肠瘘、脓肿形成、肠道大量出血等，可采用全肠外营养支持，以纠正负氮平衡，1～2周症状减轻后，可辅以少量流质饮食，如菜汤、果汁、枣泥、去油肉汤等。对于活动期克罗恩病患者，并不推荐补充益生菌。

由于在活动期肠道的消化吸收功能减弱，在此时过多摄入含乳糖、果糖或山梨醇的食物可能会引起腹部绞痛、产气和腹泻。因此，患者需在活动期避免摄入奶及奶制品、碳酸饮料和预包装食品。

食谱举例如下：

> 早餐：全营养粉250mL。
> 加餐：大米粥200mL，菜汤200mL。
> 午餐：全营养粉250mL。
> 加餐：枣泥粥200mL，蒸蛋羹200mL。
> 晚餐：全营养粉250mL。
> 加餐：果泥100mL。

（二）缓解期

消化道症状消失后，缓慢地添加少渣的食物到日常膳食中，确定可能会引发症状反复的可疑食物，并在日后尽量避免摄入这些食物，以辅助维持症状缓解。这期间应该制订个性化的饮食方案，以排除不耐受的食物，如乳制品、香料、油炸食物，或是大豆及豆制品、萝卜、韭菜、洋葱等产气食物。4周后逐渐改为普食，具体饮食原则如下。

1. 高能量高蛋白膳食

因患者经历慢性病过程，故易出现负氮平衡，应供给高能量高蛋白膳食，蛋白质中以易消化的瘦肉、鸡、鱼、蛋类和豆制品为蛋白质的主要来源。限用牛奶或其他的奶制品，以免引起腹胀。主食以精制米面为主，禁用粗粮。

2. 低脂少渣膳食

克罗恩病患者由于存在脂肪吸收障碍，严重者常伴有脂肪泻，因此每天膳食中应限制脂肪在40g以下，包括烹调用油。对伴有脂肪泻者，可采用中链甘油三酯替代普通油脂一段时间。

避免食用刺激性食物和茎叶类富含纤维的蔬菜，如辛辣食物、白薯、萝卜、芹菜，以及带刺激性的葱、姜、蒜和粗杂粮、干豆类等。最好采用根块类和瓜类少渣的蔬菜，如山药、土豆、胡萝卜、西葫芦、南瓜等，也可适量食用嫩叶菜，如小白菜、生菜、油麦菜等。如果存在肠腔狭窄，更需要避免纤维的摄入，以免大量产气或是造成不适，甚至肠梗阻。水果皮和果瓤里有籽的水果，例如猕猴桃、火龙果等的籽都应该避免。可将水果蒸熟做成果泥后食用。

3. 少量多餐

为减轻肠道负担，应采用少量多餐的方式进食，每日进餐4～5次，尽量压缩食物体积，提高单位数量中的营养价值。同时需要循序渐进，以防止肠穿孔和肠出血。

4. 清淡饮食

烹调以煮、烩、蒸等为主，不用油炸与油煎等方法。不用浓味调料。

5. 适当使用肠内营养制剂

有研究表明用肠内营养制剂替代30%～50%的日常饮食量至少一年的时间可以有效地缓解症状，建议咨询营养科进行营养补充剂。

6. 补充膳食补充剂

由于腹泻、便血、长期摄食过少和营养吸收不良等因素，患者可能有缺铁、缺叶酸或贫血等，应适量补充铁、叶酸等，一般可口服或是注射补充。长期腹泻者，要补充钙、镁、锌等宏量和微量元素。

7. 纠正水、电解质平衡紊乱

重度克罗恩病患者由于大量腹泻、发热，容易发生脱水、水盐代谢紊乱和低钾，尤其是用大剂量激素治疗时，尿钾排出量增加，更容易导致低血钾，而低血钾可诱发中毒性肠扩张。因此，在腹泻及发热时，应及时补充淡盐水，多喝汤水以补充水盐的丢失。

8. 注意饮食卫生

慢性克罗恩病患者常常身体虚弱、抵抗力差，胃肠道常容易并发感染，故而应注意饮食卫生，不吃生冷食物和变质的食物，禁用酒和辛辣刺激性强的调味品。烹调以清淡为主，选用热拌、清炖、氽、蒸等烹调方式，忌用煎炸熏烤等方式。避免摄入腌制肉、烟熏肉、香肠等预包装肉制品，罐头食品，果汁、碳酸饮料和各种含酒精饮料等。

食谱举例如下：

> 早餐：大米粥＋肉松、嫩蛋羹、馒头。
> 午餐：茄丁小面片、虾仁末豆腐、烩丝瓜。
> 加餐：低脂酸奶、苹果（去皮）。
> 晚餐：三鲜馄饨（胡萝卜、木耳、瘦肉）、肉末山药、茄汁菜花。
> 加餐：全营养补充剂250mL。

第三节
短肠综合征饮食

短肠综合征是由于超过70％以上肠道被切除或是功能减退后，在摄入正常液体和食物的情况下仍无法维持机体正常的营养和液体需求所出现的一系列的临床症状，如腹泻、脱水、电解质失衡、吸收不良和进行性营养不良。对成人而言，大段肠切除常见于放射性肠炎、肠系膜梗死、肠扭转、克罗恩病和肿瘤；而大部分儿童短肠综合征常见于胃肠道先天性异常、肠闭锁、肠扭转或坏死性小肠结肠炎。短肠综合征患者靠着尚存的肠道逐渐增加其消化吸收面积以适应生理需要，这种肠道的适应从肠道切除后就开始，可持续到切除后2年。在肠道的自身适应之外，患者还需要药物和营养的支持治疗，不同患者由于尚存肠道长度、剩余部位、肠道的适应程度和患者对药物和营养支持的依从性不同，需要个性化的治疗方案。

一、疾病概述及临床特点

短肠综合征患者主要分为两个类型：其中一类是小肠切除后尚与结肠有连贯性的患者；另一类是小肠切除后造瘘的患者。对于回盲瓣和回肠尚存的患者，哪怕只有0.5m的小肠尚存，液体、电解质和短链脂肪酸的吸收也会得到极大的改善，患者可以不需要借助额外的营养干预而生存。但如果是小肠被切除得不足1m且进行了空肠或回肠造瘘，肠外营养和充分补水对患者的生存就变得不可缺少了。

二、营养干预

（一）小肠的切除部位决定了不同的营养干预需求

十二指肠和空肠是蛋白质、脂肪、糖类、水溶性维生素和矿物质（特别是钙、铁和叶酸）的主要吸收部位，同时也是胰消化酶、胆汁和食物的混合场所。

切除回肠，尤其是回肠末端，比切除空肠更加需要引起重视，因为回肠末端是吸收维生素B_{12}和回收胆汁中胆盐的唯一部位。胆盐是辅助脂肪吸收的主要介质，由于胆盐的吸收受到影响，此类的短肠综合征的患者常存在严重的脂肪吸收障碍和脂肪泻。

回肠远端也同时是胃排空和小肠蠕动时间的重要调节部位，如果此段被切除，将会导致胃排空过快和小肠蠕动加快而导致倾倒综合征。

> **小贴士**
>
> **倾倒综合征**
>
> 倾倒综合征是由于食物过快地大量进入空肠上段，又未经足量胃肠液混合稀释而呈高渗性，以至于食物从肠壁吸出大量液体，使循环血容量减少，肠管膨胀，引起肠道激素释放，肠蠕动剧增。膨胀肠管的重力牵拉作用同时也刺激腹腔神经丛，引起反射性腹部和心血管系统症状。临床表现为进食后，特别是进甜食后 5~30min，出现腹上区胀满、恶心、肠鸣音增加和腹泻，患者觉心慌、乏力、出汗、眩晕等，平卧几分钟后可缓解。

（二）多种营养干预手段的综合应用

短肠综合征患者常存在复杂的液体、电解质和营养管理问题，包括微量营养素和三大功能物质——糖类、脂肪和蛋白质吸收障碍，表现为频繁腹泻、脂肪泻、脱水、电解质失衡、体重减轻和儿童生长发育不良。抑制肠道分泌和抑制腹泻的药物常用于减慢食物在肠道中的蠕动，以增加食物中水分和营养的吸收。根据手术后生理的改变，肠内营养、肠外营养、维生素和矿物质补充剂的多种结合运用来保证短肠综合征患者的营养需求。

三、饮食建议

小肠广泛切除后引起的短肠综合征，需要全肠外营养支持，由于临床并不多见，在此着重介绍小肠吸收功能尚能满足全部营养需求的患者。治疗的原则是增加小肠对营养和水分吸收的能力，以防止营养缺乏和脱水。

治疗应根据肠功能恢复的情况，循序渐进，不能操之过急。早期采用全肠外营养，待症状改善后用管饲的要素膳食，再过渡到整蛋白匀浆膳食，最终恢复口服进食。进食可提高小肠内多种酶的活性，促进小肠功能的恢复和营养素的吸收，有利于机体早日康复。短肠综合征的营养治疗，根据术后肠功能的恢复情况，可分为3个阶段。

（一）第1阶段

通常持续15~30天，个别患者可延长到3个月。在此期间主要表现为顽固性腹泻导致大量的水、电解质丢失，营养吸收障碍所致的低蛋白血症，免疫功能缺陷，体重明显减轻，吻合口或伤口易裂开，胃酸分泌亢进。钙、镁丢失，可引起肢体抽搐。

此时治疗应包括准确记录水、电解质及其他营养素进出量，监测各项营养指标，及时补充和调整水和电解质。术后2周内因无法从消化系统进食，应采用肠外营养以满足机体能量需要和维持正氮平衡。肠外营养可以减轻腹泻，抑制胃酸分泌，减少肠蠕动，促进伤口愈合，有助于肠代偿功能恢复。同时应加用抑制胃酸分泌和肠蠕动的药物配合治疗，有利于此期患者安全度过危险期。

但过长时间肠外营养，易导致残存肠黏膜萎缩，患者容易发生导管感染、败血症、胆汁淤积和肝脏损伤。故在术后14天左右应严密注意患者胃肠功能恢复情况，一旦恢复，应尽早进食，可通过管饲营养或经口摄食。症状越严重，过渡到正常饮食的速度就越慢。但有些人可能需要终身肠外营养来维持足够的液体和营养需求。

肠内营养给予可采用输注泵持续均匀滴入的方法，能减少腹胀、腹泻等副作用。如果出现腹泻，可减少喂养量，也可给予止泻剂。宜选择要素膳食，注意蛋白质供给量，经过约10天适应期增加到每天15g，同时膳食应不含脂肪。进食过程中还应仔细观察患者肠腔是否通畅及肠适应情况，一旦腹泻加剧，则应继续禁食。

（二）第2阶段

功能代偿期，可延续数月至1年以上。此期腹泻情况已有好转，水、电解质的丢失较少。临床上主要表现为营养吸收障碍和负氮平衡，患者仍有乏力和体重降低。矿物质、糖类、蛋白质的吸收功能开始恢复，脂肪的吸收功能较差，肠内酶活性尚未完全恢复。

此期不需要过高的能量，通常能保持术前体重即可。可首选含脂肪低的要素膳食作为肠内营养剂。后期也可用少量多餐的方式，给予高能量、高糖类膳食，待腹泻控制后逐渐增加脂肪供给量，同时减少静脉营养和要素膳食的用量。当患者逐渐耐受时，再过渡到大分子的匀浆膳食，最终恢复经口进食。肠道术后易出现维生素、矿物质的吸收障碍，可适当补充复合维生素和微量元素制剂。

此期应以口服膳食为主，但如进食过程中发生腹泻加剧，则应延长使用肠外营养的时间。还应注意合理补充维生素B_{12}、铁、镁、钙等营养素，防止贫血、末梢神经炎及骨质软化等并发症。

（三）第3阶段

适应期或安定期，可延续1年以上。此期小肠已有较好的适应能力，糖类可完全吸收，蛋白质吸收率达95%，脂肪的吸收仍未完全恢复。患者体重可增加，应增加能量供给，也可给予脂肪，但切忌暴饮、暴食。宜供给低糖类、低盐、高蛋白、低脂肪及无纤维素膳食，因过多的糖类和盐可引起高渗性腹泻，而高纤维素膳食可阻碍肠黏膜与食糜的接触及加快食物从肠道通过，影响营养素吸收。

短肠综合征的患者应定期到医院营养科随访，并根据营养状况必要时间断使用肠外营养或是配方膳食治疗。患者接受经常性的膳食指导，有利于恢复正常的工作和生活能力。对于经较长时间的处理后，腹泻仍然不能控制的患者，应考虑手术治疗。

一日食谱举例：如表7-1所示。

表7-1 短肠综合征一日食谱举例

阶段	7:00	9:30	12:00	15:00	18:00	20:30
第1阶段前期	肠外营养支持					
第1阶段后期	小米汤、营养制剂	去油乌鸡汤	营养制剂	枸杞鲫鱼汤	营养制剂	稀杏仁霜
第2阶段前期	菜汁米糊、营养制剂	蒸蛋羹	营养制剂	肉泥菜汁、米糊	营养制剂	银耳莲子桂圆汤

续表

阶段	7:00	9:30	12:00	15:00	18:00	20:30
第2阶段后期	牛奶、白米粥、土豆泥	卤鸡蛋、面包	鸡肉泥小馄饨、瘦肉末豆花、烩百合玉米笋胡萝卜	营养制剂	清蒸鱼、素烩冬瓜、白米粥、莲蓉包	营养制剂或脱脂酸奶
第3阶段	牛奶、小米粥、卤鸡蛋、葱花卷、炝炒青笋丝		鸡蛋小面片、氽丸子、西红柿冬瓜烩茄丁（去皮）		清炒虾仁黄瓜、素烩什锦菜花（胡萝卜、木耳、西红柿、菜花）、山药粥、发糕	营养制剂或脱脂酸奶

第四节

溃疡性结肠炎饮食

溃疡性结肠炎是慢性的肠道炎症，发病高峰年龄为20～49岁，男女性别差异不大。起病缓慢，多反复发作，长期迁延不愈。溃疡性结肠炎发病机制尚未阐明，目前认为可能是遗传因素、肠道菌群失调和环境因素相互作用的结果。

一、疾病概述及临床特点

溃疡性结肠炎是一种慢性肠炎，其病变部位仅限于结直肠，且病变部位是连续的，容易出血。患者在发作期有下腹部痉挛性痛，排便后可缓解，症状较轻。其他症状还有持续或反复发作的腹泻，尤其是黏液脓血便、里急后重。相对于克罗恩病患者，溃疡性结肠炎患者较少出现发热与消瘦。活动期通常持续4～6周以上。

二、溃疡性结肠炎与饮食的关系

营养不良会影响到肠黏膜的屏障和免疫功能；各种营养素也会影响肠道菌群和炎症应答的强度。研究发现原本溃疡性结肠炎低发的地区近年来溃疡性结肠炎的发病率有所上升，有研究人员推测这可能与这些地方的饮食习惯逐渐变成西方的高热量、高脂肪、高蛋白膳食模式相关。

此外，与健康人群相比，溃疡性结肠炎患者更容易发生食物不耐受，从而出现腹泻、便血、发热、体重减轻等症状。因此，溃疡性结肠炎患者作为发生营养不良的高危人群，正确地选用膳食和营养治疗是溃疡性结肠炎治疗的不可或缺的一部分。

（一）贫血

贫血在溃疡性结肠炎患者中常见，约有22%~68%的患者有贫血，而这其中的绝大部分患者的贫血与肠道溃疡和便血导致铁丢失所致的铁缺乏有密切关系。

（二）钙和维生素D缺乏

大约45%的溃疡性结肠炎患者有钙缺乏，骨质减少和骨质疏松是钙和维生素D缺乏的直接后果，严重者出现骨折。应密切监测骨密度，并在饮食中注意补充富含钙的食物和维生素D补充剂。

（三）B族维生素缺乏

由于消化不良、吸收障碍、药物-营养交互影响或摄入不足，溃疡性结肠炎患者常存在B族维生素的缺乏，特别是叶酸、维生素B_6和维生素B_{12}的缺乏。例如8%~30%的溃疡性结肠炎患者存在维生素B_{12}缺乏，可用维生素补充剂来补充B族维生素。

（四）补充益生元和益生菌

研究发现，对于溃疡性结肠炎患者，补充益生菌（如乳酸杆菌和双歧杆菌）和有益于肠道菌群的制剂（益生元，如低聚糖类），能改善肠道菌群、影响肠黏膜细胞因子信号传递，达到抑制炎症反应的目的，对中、重度溃疡性结肠炎缓解有效。常选用胶囊包装的活菌和益生元粉剂。

三、饮食建议

营养支持治疗的目的是减少发生营养不良的风险,改善患者营养不良状况。总的原则是:减少会诱发炎症反应的食物,增加有益于肠道菌群的食物,给予高能量高蛋白膳食,纠正水、电解质平衡紊乱,以补偿患者长期腹泻而导致的营养消耗。

(一)活动期

活动期的溃疡性结肠炎不推荐用肠内营养诱导缓解,急性发作期给予清流质膳食,以免刺激肠黏膜。病情好转后,应采用流质饮食,逐步过渡到营养充足、无刺激性的少渣半流质膳食,恢复期可进食少渣软食。重症则应采取肠外营养支持,并让肠道在这个时期可以休息,缓解肠道应激。

(二)缓解期

1. 补充膳食纤维和益生菌

补充膳食纤维和益生菌有助于缓解溃疡性结肠炎症状,预防复发。常选用乳酸杆菌和双歧杆菌的活菌胶囊和低聚糖类粉剂的益生元。

2. 膳食建议

可选用特定的膳食以减少炎症和促进肠道菌群的健康。

(1)避免特定糖类的膳食

一些糖类可能会在特定人群中成为致敏原及引发炎症反应,例如含有麦麸的食物;同时,溃疡性结肠炎患者应多选择单糖类食物而减少淀粉类多糖食物以减少消化吸收的时间,减少肠道菌群对糖类的发酵、细菌增长和肠道损伤。具体推荐和避免的饮食见表7-2。

表7-2 推荐和避免的饮食

推荐的饮食	避免的饮食
新鲜畜禽肉、蛋和鱼	腌制肉、烟熏肉、香肠等预包装肉制品
新鲜的蔬菜水果	罐头食品

续表

推荐的饮食	避免的饮食
零乳糖牛奶或酸奶	常规牛奶、酸奶
蜂蜜	精制白糖、枫糖浆、人工甜味剂
各种杂豆和坚果	主食,如米面、燕麦、藜麦等
淡茶、淡咖啡、水	果汁、碳酸饮料、各种含酒精饮料

（2）摄入可减少炎症的食物

有益于肠道菌群的食物,如植物性食物,可以减少炎症反应；同时富含ω-3脂肪酸的食物,如深海鱼,也可以减少体内炎症反应。

（3）减少膳食中的寡糖、双糖和多元醇

膳食中的寡糖、双糖和多元醇属于短链的糖类,在肠道中不容易被吸收,所以在肠道中吸水膨胀、被肠道细菌发酵产气（氢气、二氧化碳和甲烷）。这些过程导致肠腔扩张、腹部不适、小肠黏膜受损和排便习惯改变。有研究发现,避免了这些短链糖类后,溃疡性结肠炎患者的腹痛和腹泻有改善。但是这种饮食模式只能改善症状,不能控制炎症,因此治标不治本；另外限制了这些可作为膳食纤维的短链糖类,可能会引起菌群失调；最后,过分限制食物的种类,可能会导致营养缺乏。因此,如果采用这种限制短链糖类的饮食控制症状,需要有专业的营养师密切随访,以防营养不良。含大量和少量的短链糖类的饮食见表7-3。

表7-3 含大量和少量的短链糖类的饮食

食物类别	含少量的短链糖类的饮食	含大量的短链糖类的饮食
蔬菜	竹笋、白菜、胡萝卜、芹菜、茄子、白萝卜、柿子椒、西葫芦、番茄、土豆	芦笋、甜菜、西蓝花、抱子甘蓝、圆白菜、花菜、茴香、大蒜、菌藻类、洋葱、小葱
水果	熟香蕉、蓝莓、哈密瓜、西柚、葡萄、甜瓜、奇异果、柠檬、橙、木瓜、百香果、菠萝、树莓、草莓	苹果、梨、牛油果、黑莓、杏、樱桃、芒果、桃、黑布林、西梅、李子、柿子、西瓜；所有的果汁或干果
奶制品	零乳糖奶制品	牛奶、酸奶、冰激凌、奶酪
谷类	藜麦、大米、小米、玉米片、燕麦片、爆米花、玉米饼	小麦制品,如面包、即食麦片、面条；大麦、黑麦

续表

食物类别	含少量的短链糖类的饮食	含大量的短链糖类的饮食
坚果和杂豆	芝麻、葵花籽、南瓜子、北豆腐	开心果、腰果、杏仁、干豆类、鹰嘴豆、小扁豆、亚麻籽
酒水饮料	现磨咖啡、绿茶、红茶、薄荷茶	含糖饮料、果汁、速溶咖啡、椰子水
肉类	新鲜肉类	预包装加工类肉制品
甜味剂	白糖、红糖、人造甜味剂	果葡糖浆、蜂蜜、菊粉、木糖醇

（4）高能量高蛋白膳食

给予足够的能量，以补充经肠丢失的能量和蛋白质，满足机体的需要。供给能量35～40kcal/（kg·d）左右，蛋白质按1.5～2.0g/（kg·d）补充，选用含蛋白质丰富的食品，如瘦肉、家禽、鱼类、蛋类以及适量奶类。严重腹泻者宜提供煮过的牛奶、蒸发奶等。

（5）纠正水、电解质平衡紊乱

补充丰富的维生素和矿物质，特别应补充足量的B族维生素，以及铁和钙等矿物质。补充水分，每天应供给1200～1600mL，若腹泻失水过多，可饮糖盐水或辅以输液治疗。

（6）应摄入软烂易消化的食物

忌粗糙、坚硬、产气、油腻、不易消化及刺激性的食物。

（7）忌食生蔬菜、生水果和带刺激性的葱、姜、蒜、辣椒等。

（8）少食多餐

一日进餐4～5次。

食谱举例如下：

早餐：玉米饼、煮鸡蛋、白菜猪肉包。

午餐：番茄龙须面、木耳炒鸡蛋、炝炒油麦菜。

加餐：零乳糖酸奶、香蕉。

晚餐：二米饭、烩瘦肉丸青笋、素烩胡萝卜粉丝。

加餐：全营养补充剂250mL。

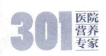

第五节 腹泻饮食

一、概述及临床特点

腹泻是消化系统疾病的常见症状，临床表现为粪质稀薄或水样，可伴有黏液便、脓血便或血便，24h内排便次数≥3次或粪便量≥200g。根据病程可分为急性腹泻和慢性腹泻，前者病程≤14天，后者病程≥4周，介于两者之间称为持续性腹泻。

急性腹泻病因多为细菌或病毒感染、饮食不当、食物中毒、食物过敏等。慢性腹泻病因复杂，如慢性炎症性肠病、肠结核、乳糖酶缺乏及慢性胰腺炎等。腹泻是造成营养不良的重要原因。

二、饮食干预的重要性

腹泻的治疗应该是集健康教育、饮食治疗、药物治疗和中医药治疗为一体的综合治疗。在腹泻的综合治疗中，饮食治疗至关重要，是所有腹泻治疗手段中的基础或重要组成部分。

三、饮食建议

营养治疗的目的：其一，及时纠正水和电解质失衡，减少肠道刺激，缓解症状，促进康复；其二，供给充足的营养，防止营养不良的发生。

1. 总能量

患者能量需求和正常人相比有所增加，三大产能营养素配比应合理。

2. 脂肪

急性腹泻患者要控制脂肪的量，采用低脂或无脂饮食。慢性腹泻患者脂肪供能占总能量的20%～30%。膳食脂肪可采用MCT。

3. 糖类和蛋白质

急性腹泻患者的蛋白质和糖类供应量与健康人基本一致。慢性腹泻患者的糖类需求不变，但蛋白质需求是增加的，每天必须供给蛋白质1.0～1.5g/kg才能维持机体正常需要。

4. 维生素和矿物质

多补充富含维生素A、维生素B、维生素C的食物，如新鲜蔬菜和水果等。这些食物可以增强机体抵抗力，有助于修复受损的肠黏膜和促进溃疡愈合。腹泻患者维生素的需要量可高于我国居民营养素参考摄入量中的推荐摄入量（RNIs）或适宜摄入量（AIs），宜摄入足量的来源于天然食物的维生素。矿物质的供应与健康人基本一致，需要量可高于我国居民营养素参考摄入量中的RNIs或AIs，宜摄入足量的来源于天然食物的矿物质。

5. 膳食纤维

急性期患者要控制膳食纤维摄入；恢复期患者应逐步增加膳食纤维摄入。

6. 水

患者水的需要量要根据腹泻时排出粪便液体失水量而适量增加，以维持水和电解质平衡。患者不宜摄入含咖啡因的饮料（如浓茶、咖啡等）；患者应禁酒。

四、营养治疗实施方案

（一）急性腹泻

1. 急性期禁食

急性腹泻期需暂时禁食，使肠道完全休息。必要时由静脉输液，以防失水过多而脱水。

2. 清淡流质饮食

不需禁食者，发病初期宜给清淡流食，如果汁、米汤、薄面汤等，以咸食为主。早期禁用牛奶、蔗糖等易产气流食。有些患者对牛奶不适应，服牛奶常加重腹泻。

3. 根据病情调整饮食

排便次数减少、症状缓解后改为低脂流食，或低脂少渣、细软易消化的半流食，如大米粥、藕粉、烂面条、面片等。

4. 选择合适饮食

腹泻基本停止后，可供给低脂少渣半流食或软食，如面条、粥、馒头、烂米饭、瘦肉泥等。少量多餐，以利于消化。仍应适当限制富含膳食纤维的蔬菜、水果等，以后逐渐过渡到普食。

5. 补充维生素

注意复合维生素B和维生素C的补充，如鲜橘汁、果汁、番茄汁、菜汤等。

6. 饮食禁忌

禁酒，忌食肥肉，忌食坚硬及含膳食纤维较多的蔬菜、生冷瓜果，忌食油脂多的点心及冷饮等。

（二）慢性腹泻

1. 低脂少渣饮食

控制脂肪摄入，摄入脂肪过多不易消化并会加重胃肠负担，刺激胃肠蠕动而加重腹泻。故植物油也应限制，并注意烹调方法，以蒸、煮、氽、烩、烧等为主，禁用油煎炸、爆炒、滑熘等。每天摄入脂肪40g左右。可用食物有瘦肉、鸡、虾、鱼、豆制品等。膳食纤维多的食物能刺激胃肠蠕动，使腹泻加重，注意应少渣饮食。少渣饮食可减少胃肠蠕动、减轻腹泻，故宜进食细挂面、粥、烂饭等；当腹泻次数多时最好暂时不吃或尽量少吃蔬菜和水果，可给予鲜果汁、番茄汁以补充维生素。

2. 高蛋白、高能量饮食

慢性腹泻病程长，常反复发作，影响食物消化吸收，并造成体内储存的能量消耗。为改善营养状况，应给予高蛋白、高能量食物，采用逐渐加量的方法。如增加过快，营养素不能完全吸收，反而可能加重胃肠负担。可供给蛋白质100g/d左右，能量为2500～3000kcal。可采用MCT代替部分长链脂肪。当摄入不足时，可以选用肠内营养制剂或者肠外营养作为补充。

3. 补充谷氨酰胺

谷氨酰胺是肠黏膜修复的重要营养物质，对弥漫性肠黏膜受损者可适量补充。

4. 禁忌食物

禁忌食物：如粗粮、生冷瓜果、凉拌菜等；含膳食纤维多的韭菜、芹菜、榨菜等；坚硬不易消化的肉类，如火腿、香肠、腌肉等；刺激性饮食，如辣椒、烈酒、芥末、辣椒粉及肥肉、油酥点心等高脂肪食物。

五、菜肴安排

各餐菜肴安排参照《中国居民膳食指南（2016）》的原则，根据患者喜

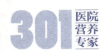

好和耐受程度合理选用。烹调方法多采用煮、烩、蒸、氽，避免油炸或浓调味品。注意监测患者胃肠道耐受情况，记录每日大便量、次数及性状等情况，定期随访，及时调整膳食方案。少渣低脂软食可参考表7-4。

表7-4　1800kcal少渣低脂软食举例

餐次	食物内容及数量
早餐	面包1片（35g），白米粥（粳米25g），煮鸡蛋1个，脱脂牛奶（250mL）
早加餐	苹果汁（苹果200g）
午餐	小笼包（面粉100g、瘦猪肉50g），清蒸鲈鱼（鲈鱼50g），枸杞冬瓜（枸杞10g、冬瓜90g），烩菜花（100g），番茄豆腐汤（南豆腐75g、去皮番茄50g），烹调油10g
午加餐	蛋糕（25g）、低脂酸奶（100mL）
晚餐	软面条（面条100g），烩瘦肉丸青笋（瘦猪肉50g、青笋100g），鸡肉末胡萝卜（胡萝卜50g、鸡肉末25g），清炒西葫芦（去皮，100g），蛋白百合玉米笋（百合10g、玉米笋40g、蛋白1个），烹调油10g
晚加餐	低脂饼干（35g）

六、常见问题解答

1. 慢性腹泻患者饮食应该注意什么？

慢性腹泻患者，应该少食用含膳食纤维高和产气多的蔬菜、水果和粗粮，如芹菜、菠菜、萝卜及豆类等。另外，烹调以煮、烩、蒸、氽为主，少食用油炸食品和刺激性食品。若患者伴有消瘦，可以选择肠内营养制剂进行补充。

2. 哪些食品对腹泻有改善作用？

对于腹泻患者首先要明确病因，进行对因治疗。对于慢性腹泻的患者，可以给予含有益生菌的酸奶或特殊医疗用途食品等，它们可以改善胃肠道功能及菌群失调，缓解腹泻。

3. 乳糖不耐受引起的腹泻如何处理？

如果是由乳糖不耐受引起的腹泻，建议禁食含乳糖的食物如奶类及其制品，另外补充肠内营养制剂时，也要识别是否含有乳糖。

4. 麦胶蛋白不耐受性腹泻患者如何处理？

对于麦胶蛋白不耐受性腹泻患者，给予无麦麸膳食，禁食一切含麦麸的膳食或制品。限制脂肪的摄入，最好不要超过总能量的15%。注意补充维生素A、维生素D、维生素E、维生素K及水溶性维生素。

第六节
便秘饮食

一、概述及临床特点

便秘是指大便次数减少（一般每周少于3次），伴有粪便量减少、粪便干结、排便费力等。便秘是临床常见症状，多长期持续存在，影响生活质量，若病程超过6个月即为慢性便秘。长期便秘机体不能及时排出废物，蛋白质腐败物如吲哚等在肠内吸收可引起毒性反应，产生头痛、头晕、食欲缺乏、口苦、恶心、易疲劳、腹部膨胀等症状。

二、饮食干预的重要性

便秘的发生与饮食和生活习惯密切相关，因此饮食治疗至关重要，是所有便秘治疗手段中的基础或重要组成部分。

三、饮食建议

大肠的主要功能是吸收水分和贮存食物残渣，形成粪便排出体外。食物残渣主要是未消化的食物如谷类、蔬菜和水果，残渣中纤维素通过结肠时，像海绵一样吸收水分，增加粪便容量再经结肠排出体外。因此，摄入食物中的纤维素长期不足会导致便秘。

对于便秘的治疗，首先要养成良好的习惯：有规律地进食，摄入充足的饮食粗纤维，养成定时排便、休息、娱乐的习惯，多喝水、多运动。具

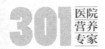

体饮食指导如下:

1. 总能量

患者能量供应与健康人基本一致,以适宜体重为目标,三大产能营养素配比应合理。

2. 糖类

患者糖类的供应与健康人基本一致,糖类每日的摄入量占总能量的55%~60%。少选用含单糖、双糖的食物,如糖果、点心等。

3. 脂肪

患者脂肪的供应与健康人基本一致,每日的摄入量占总能量的20%~25%。可适当增加含脂肪多的食物,如花生、芝麻、核桃、花生油、芝麻油、豆油等,可起到润肠作用。

4. 蛋白质

患者蛋白质的供应与健康人基本一致,每日的摄入量占总能量10%~15%。

5. 膳食纤维

便秘者需要足量的膳食纤维维持大便的体积和肠道传输功能。增加膳食纤维,可提高粪便的含水量,促进肠内有益细菌的增殖,增加粪便的体积,加快肠道的传输,使排便次数增加。必要时可补充膳食纤维制剂,膳食纤维制剂包括麦麸、甲基纤维素等。但应注意大剂量膳食纤维制剂可导致腹胀,可疑肠梗阻者禁用。患者膳食纤维要保证在每日25~35g以上。

6. 水

患者应增加水的摄入量,应保证每日饮水1500mL以上。患者要减少摄入含咖啡因的饮料(如浓茶、咖啡等),应禁酒。

四、不同类型便秘的营养治疗实施方案

（一）痉挛性便秘

1. 无膳食纤维低渣饮食

开始可先用低渣半流质饮食，禁止吃蔬菜及水果，改善后改为低渣软食。

2. 适当增加脂肪

脂肪润肠，脂肪酸促进肠蠕动，有利于排便；但不宜摄入过多，应 < 100g/d。

3. 多饮水

多饮水能保持肠内粪便中的水分，以利通便，如早晨饮淡盐水、蜂蜜水等。

4. 进食琼脂及含可溶性膳食纤维丰富的食物及特殊医疗用途食品

利用琼脂的吸水性，使肠内容物膨胀而增大体积促使肠蠕动，利于大便排出。比如海带汁、木耳汁等。

（二）梗阻性便秘

若为器质性病变引起，应首先治疗原发病，如结肠癌、直肠癌等。若为不完全性梗阻，可考虑给予清流食。但饮食仅限于提供部分能量，并最低限度保持食物残渣，应以肠外营养作为供给能量的主要方式。

（三）弛缓性便秘

1. 含膳食纤维饮食

多供给富含膳食纤维的食物，包括可溶性和不可溶性膳食纤维，增加结肠排泄物的流动性、微生物含量、粪便重量以及结肠转运的速度。如粗粮、带皮水果、新鲜蔬菜等。可选用多纤维制剂，每天摄入膳食纤维14g

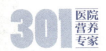

以上,有较好疗效。

2. 多饮水

多饮水及饮料,使肠内保持足够的水分,有利于粪便排出。

3. 供给B族维生素

多食用含B族维生素丰富的食物,可促进消化液分泌,维持和促进肠蠕动,有利于排便,如粗粮、酵母、豆类及其制品等。

4. 多食产气食物

多选食易产气食物,以促进肠蠕动,有利于排便,如洋葱、萝卜、蒜苗等。

5. 高脂肪饮食

适当增加高脂肪食物,植物油能直接润肠,且分解产物脂肪酸有刺激肠蠕动的作用。如花生、芝麻、核桃及花生油、芝麻油、豆油等。每天脂肪摄入总量可达100g。供给润肠通便的食物,如琼脂及其制品、银耳羹等。

五、菜肴安排

各餐菜肴安排参照《中国居民膳食指南(2016)》的原则,根据患者喜好和耐受程度合理选用。烹调方法多采用煮、烩、蒸、氽,避免油炸或浓调味品。注意监测患者胃肠道耐受情况,记录每日大便量、排便次数及性状,定期随访,及时调整膳食方案。高纤维食谱可参考表7-5。

表7-5 1800kcal高纤维食谱举例

餐次	食物种类及数量
早餐	全麦面包2片(70g),煮鸡蛋1个,脱脂牛奶(250mL)
早加餐	苹果(200g)

续表

餐次	食物种类及数量
午餐	杂粮米饭（粳米50g、小米25g），清蒸罗非鱼（罗非鱼50g）、西芹牛肉丝（瘦牛肉25g、西芹100g），清炒油菜（100g），白萝卜豆腐汤（南豆腐75g、白萝卜50g），烹调油10g
午加餐	无糖全麦切片面包1片（35g）、坚果（15g）
晚餐	二面馒头（标准面粉50g、荞麦粉25g），鸡肉片烩鲜蘑（鸡脯肉50g、鲜蘑100g）、柿子椒炒香干（柿子椒50g、香干25g），热拌菠菜（100g），西红柿蛋花汤（西红柿50g、鸡蛋10g），烹调油10g
晚加餐	燕麦粥（燕麦25g）

六、常见问题解答

1. 哪些食品对便秘有改善作用？

适用于梗阻性便秘患者的无粗纤维的低渣食物，如短肽型肠内营养制剂、游离氨基酸型肠内营养制剂等；适用于弛缓性便秘患者的多渣饮食，如糙米、麦片、有皮的水果、茎叶蔬菜、海带、木耳、笋、瓜类等纤维素含量丰富的食物；可促进肠蠕动的易产气食物，如生萝卜、生葱、生蒜等；每天清晨可饮用温开水、淡盐开水、蜂蜜水、豆浆等以保持肠道粪便的水分，有利于大便排出；可经常食用核桃、蜂蜜、芝麻、香蕉等，该类食物有润肠通便的功效。

2. 哪些食物应忌口？

饮食上忌食柿子、莲子、高粱、石榴等收涩性食物，这些食物都比较收敛固涩，便秘患者食入后肠蠕动减弱，大便排出困难；不要过多地食用过甜的食物，太多的糖分能减弱肠道的蠕动，便秘患者食用过多，则会加重便秘情况；忌酒、浓茶、咖啡、辣椒、咖喱等刺激性饮食，这类食物会加重便秘情况。

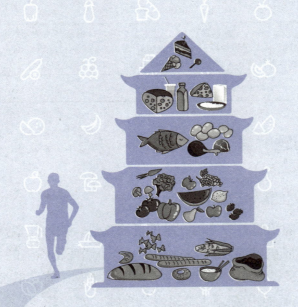

第八章

消化系统疾病常见治疗饮食

第一节 普食

普食是医院膳食中最常见的一种饮食。

1. 适用范围

普食与健康人膳食基本相似，主要适用于体温正常或接近正常、无咀嚼困难、消化功能无障碍以及疾病恢复期的患者，即在饮食上无特殊要求及不需对任何营养素进行特殊限制的患者。

2. 膳食原则

应供给充足的能量，且保持三大营养素比例恰当，符合平衡膳食的要求，使患者能够获得良好的营养。

主、副食品种应多样化，通过合理烹调加工，使膳食具备良好的感官性状，促进食欲和消化吸收。保证每餐膳食有适当的体积，以满足饱腹感。

将全天的食物适当地分配于三餐，通常早餐为25%～30%，中餐40%左右，晚餐为30%～35%。

避免食用各种辛辣刺激性食物（如辣椒、芥末、胡椒、咖喱等），少食难以消化的食物（如油炸食物）、过分坚硬的食物以及产气过多的食物。

3. 食谱举例

> 早餐：牛奶、茶叶蛋、南瓜粥、麻酱小花卷、热拌菠菜金针菇。
> 午餐：清炒虾仁黄瓜、肉末土豆、蒜蓉苋菜、西红柿蛋花汤、米饭。
> 晚餐：肉片鲜蘑青蒜、豆腐脑、蚝油罗马生菜、胡萝卜发糕、小米粥。

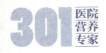

第二节
软食

软食是质软，比普食更易消化的饮食。

1. 适用范围

溃疡病恢复期、胃肠手术恢复期患者。

2. 膳食原则

平衡饮食，要求基本上与普食相同，总能量可略低于普食，蛋白质按正常摄入量供给。

3. 食物选择

（1）适用食物

主食：蒸软米饭、馒头或面条、面片、面包、松软的发糕等；各种粥类，如白米粥、肉末粥、肉末碎菜粥、碎鸡肉粥、豆沙甜粥、枣泥粥等。

菜类：蔬菜要制软，一般选择质地软、粗纤维含量少的蔬菜，如胡萝卜、菠菜、冬瓜、菜花等。

蛋类：蒸蛋羹、蛋花汤、荷包蛋、煮嫩鸡蛋等。

奶类：牛奶、奶酪、酸奶等。

肉类：肉末、肉丝、肉丁（猪肉、鸡肉、鸭肉等）、鱼丸、虾丸等。

豆类：豆浆、豆腐脑、豆腐及质软豆制品等。

（2）禁用食物

死面饼等粗、硬、不好消化的主食；含粗纤维较多的食物（如韭菜、芹菜、藕等）。

4. 制作要求

所有绿叶菜均要切制精细（约1cm长），质硬蔬菜应制软；面食及蔬菜应制软，肉类皆应制软。烹调避免用油煎、油炸、爆炒等方法；避免用辣椒、芥末等辛辣刺激食品及调味品。

5. 餐次要求

每日五餐。

6. 食谱举例

> 早餐：牛奶、鹌鹑蛋、小米粥、豆蓉包、柠檬冬瓜条。
> 午餐：蒸肉饼、鸡末胡萝卜菜花、素炒菠菜粉丝、西湖牛肉羹、软米饭。
> 加餐：藕粉。
> 晚餐：三鲜豆腐、西红柿炒蛋白、鲍汁烧萝卜、莲蓉包、白米粥。
> 加餐：黑芝麻糊。

第三节 半流食

一、普通半流食

普通半流食是比较细软，呈半流体，介于软食与流食之间的一种饮食。

1. 适用范围

发热较高的患者；各种手术后患者；消化道疾病及消化不良等患者；身体比较衰弱，缺乏食欲，愿暂时食用稀软食物的患者。

2. 膳食原则

营养素适量，全天能量低于软食，蛋白质及其他营养素应尽量达到中国营养学会推荐的参考值。

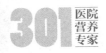

3. 食物选择

（1）适用食物

主食：馒头、面条、面片、面包、松软的发糕等；各种粥类，如白米粥、肉末粥、肉末碎菜粥、碎鸡肉粥、豆沙甜粥、枣泥粥等。

菜类：一般蔬菜要切碎制软，有些含粗硬纤维较少的蔬菜如胡萝卜、菠菜、冬瓜、小白菜等均可。

蛋类：蒸蛋羹、蛋花汤、荷包蛋、煮鸡蛋、松花蛋、咸鸭蛋等。

奶类：牛奶、奶酪、酸奶等。

肉类：嫩肉丝、肉末、肉丁（猪肉、鸡肉、鸭肉等）、鱼丸、虾丸等。

豆类：豆浆、豆腐脑、豆腐汤及质软豆制品。

（2）禁用食物

米饭、饺子、馅饼、烙饼等粗、硬、不好消化的主食；大块肉类、大块蔬菜、含粗纤维较多的食物（如韭菜、芹菜、藕等）和油炸食品等。

4. 制作要求

所有绿叶菜均应切碎（约1cm长），质硬蔬菜应制软。肉类只给肉丝、肉丁、肉末等，制作需上浆，即用淀粉上浆后用油滑炒，可使肉丝等变软嫩（不给肉片）。烹调避免用油煎、油炸、爆炒等方法；避免用辣椒、芥末等辛辣刺激食品及调味品。

5. 餐次要求

每日五餐。

6. 食谱举例

早餐：牛奶、煮鸡蛋、绿豆粥、肉包、糖醋白菜丝。

午餐：鸡丝香菇青菜龙须面、蒸蛋卷、枸杞山药、炝炒油麦菜。

加餐：藕粉。

晚餐：鲜虾小白菜包、浇汁日本豆腐、炒三丝（胡萝卜、土豆、柿椒）、白米粥。

加餐：葛根粉。

二、口腔硬化半流食

口腔硬化半流食即禁骨刺饮食。

1. 适用范围

食管胃底静脉曲张及使用硬化剂治疗的患者。

2. 膳食原则

食用质软的食物，或经过烹调后变软的食物，避免有骨刺或粗纤维食物成分划破血管造成消化道出血的危险。

3. 食物选择

（1）适用食物

主食：馒头、面条、面片、面包、松软的发糕等；各种粥类，如白米粥、肉末粥、肉末碎菜粥等。

蔬菜：选用瓜类、根叶茎类中质地较软的蔬菜，如冬瓜、菜花、胡萝卜、生菜等。

蛋类：蒸蛋羹、蛋花汤、荷包蛋、煮嫩鸡蛋、松花蛋、咸蛋等。

奶类：牛奶、奶酪、酸奶等。

肉类：嫩肉丝、肉末（猪肉、鸡肉、鸭肉等）、鱼丸、虾丸等。

豆类：豆腐脑、豆腐丝、豆腐、各种腐乳等。

（2）禁用食物

主食禁食饺子、馅饼、烙饼等粗、硬、不好消化的食物。不用坚硬、粗糙、含粗纤维多的蔬菜，如芹菜、藕、黄豆芽、脆黄瓜等。禁用带有骨、刺的鱼、虾，带骨的鸡块、鸭块、排骨等食物，以免引起消化道大出血。

4. 制作要求

选用质地软、粗纤维含量少的蔬菜，切丁或切丝（1cm大小）制软。肉类只给肉丝、肉末，制作需上浆，即用淀粉上浆后再用油滑炒，可使肉丝等变软嫩（不给肉片）。烹调避免用油煎、油炸、爆炒等方法；避免用辣椒、芥末等辛辣刺激食品及调味品。

5. 餐次要求

每日五餐。

6. 食谱举例

> 早餐：牛奶、白米粥、鹌鹑蛋、虎皮蛋糕、蓝莓山药（软）。
> 午餐：汆丸子西红柿面片、狮子头、烩茄丁。
> 加餐：葛根粉。
> 晚餐：清蒸酿豆腐、鲜蘑油菜（碎）、莲蓉包、白米粥。
> 加餐：杏仁霜。

三、少渣半流食

少渣半流食即低膳食纤维饮食。选择低膳食纤维的食物，减少对消化道的刺激，减少粪便量。

1. 适用范围

慢性结肠炎；结肠、直肠、肛门手术前；肠镜检查前；伤寒病恢复期。

2. 膳食原则

少量多餐，热量充足，但应注意控制脂肪摄入。

3. 食物选择

（1）适用食物
主食：面粉制作的馒头、面条、面片、面包、松软的发糕等；各种粥类，如白米粥、肉末粥、山药粥、南瓜粥。

菜类：选用每100g蔬菜含膳食纤维少于1g的瓜类、根茎类食材，如土豆、胡萝卜、冬瓜、西葫芦、茄子等。

蛋类：蛋花羹、蛋花汤、荷包蛋、煮嫩鸡蛋、松花蛋、咸蛋等。

奶类：牛奶、奶酪、酸奶等。

肉类：嫩肉丝、肉末、肉丁（猪肉、鸡肉、鸭肉等）、鱼丸、虾丸等。

豆类：豆浆、豆腐脑、豆腐丝、豆腐、各种腐乳等。

（2）禁用食物

禁食豆粥、粗粮、含粗纤维的蔬菜（如绿叶菜、韭菜、芹菜、藕等），禁用整粒干果、干豆等。

4. 制作要求

所有蔬菜均要去皮、去籽、切丁或切丝（1cm大小）制软。肉类只给肉丝、肉末等，制作需上浆，即用淀粉上浆后用油滑炒，可使肉丝等变软嫩（不给肉片）。烹调时避免用油煎、油炸、爆炒等方法；避免用辣椒、芥末等辛辣刺激食品及调味品。

5. 餐次要求

每日五餐。

6. 食谱举例

> 早餐：牛奶、白米粥、煮鸡蛋、莲蓉包、土豆泥。
> 午餐：小馄饨、三鲜豆花、素烩丝瓜。
> 加餐：杏仁霜。
> 晚餐：氽丸子冬瓜、葱油南瓜、馒头、白米粥。
> 加餐：藕粉。

四、低脂半流食

低脂半流食要求全天总脂肪不超过20g。

1. 适用范围

该饮食适用于急性胰腺炎、急性黄疸、急性胆囊炎等术后或缓解期，中度以上肥胖，肝硬化急性期，肝胆术后急性期等。

2. 膳食原则

清淡，少油，易消化，限制脂肪摄入，全天脂肪含量不超过20g，禁用荤油、牛奶、蛋黄，可适量补充豆制品和鸡蛋白。

全日精瘦肉用量不超过50g，里脊肉用量不超过100g。

3. 食物选择

（1）适用食物

少量瘦猪肉、瘦牛肉、鸡肉（去皮）、鱼、虾、贝类、鸡蛋白等食物；可适量补充豆制品，如豆腐、豆干；所有蔬菜均应切碎制软，禁用粗纤维蔬菜。

（2）禁用食物

禁食肥肉、肉汤、蛋黄、鸭肉等；禁食动物内脏、鱼子等；急性胰腺炎患者禁食粗粮及干豆类；豆腐脑等避免使用油浇汁；禁用油炸食品及过油食物，如干炸里脊、狮子头等。

4. 制作要求

同普通半流食制作要求，烹调油要选择植物油，全天不超过10g；炒肉丝、肉丁、肉末均不用过油，改水焯后用少量烹调油翻炒；烹调时多采用蒸、煮、炖、烩、拌等方法。

5. 餐次要求

每日五到六餐。

6. 食谱举例

早餐：山药枸杞粥、煮鸡蛋（去蛋黄）、胡萝卜发糕、热拌浇汁生菜。

午餐：青菜香菇龙须面、虾仁（50g）口蘑西蓝花、烧白萝卜（不放油）。

加餐：杏仁霜。

晚餐：鸡末（25g）百合玉米笋、素炒菠菜粉丝、小米粥、果酱包。

加餐：藕粉。

第四节
流食

一、流食

流食是一种将全部食物制成流体或在口腔内能溶化成液体的饮食，较半流食更易吞咽和消化。此膳食所提供的能量、蛋白质及其他营养素均较少，故不宜长期使用。

1. 适用范围

消化道急性炎症或溃疡；高热；胸、腹部大手术后等过渡期。

2. 膳食原则

呈糊体状态，入口即可吞咽，此种饮食为营养不平衡饮食，故仅能短时间作为过渡期膳食应用，或者同时辅以肠内或肠外营养。

3. 食物选择

（1）适用食物

制作成流体性状的一切食物，如米糊、各种汤类、蛋羹、豆腐脑、藕粉、黑芝麻糊、米粉、营养粉等。

（2）禁用食物

一些刺激性食品及调味品、过油腻汤类。

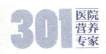

4. 制作要求

各种原料食物蒸熟煮透后，用食品料理机粉碎成糊状，食用前需再次蒸开消毒。各种汤类需煲成浓汤并去油。成品粉剂按说明书冲调。

5. 餐次要求

每日六餐，主餐全量为400mL/餐，加餐全量为200mL/餐。

6. 食谱举例

> 早餐：（酱汁）豆腐脑200mL，菜汁米糊200mL。
> 加餐：去油鸡汤200mL。
> 午餐：肉泥米糊200mL，黑芝麻糊200mL。
> 加餐：藕粉200mL。
> 晚餐：鸡泥米糊200mL，蒸蛋羹（1个蛋）。
> 加餐：杏仁霜。

二、纯糖流质

纯糖流质（全糖流质）即食物只含有糖类成分，蛋白质含量极低，无脂肪。

1. 适用范围

急性胰腺炎、急性胆囊炎、胆石症、急性肾炎等。此种膳食营养素含量不全，只能短期使用。

2. 食物选择

（1）适用食物

米汤、米糊、藕粉、杏仁霜、菜汁等。

（2）禁用食物

黑芝麻糊、豆浆、豆腐脑、蒸蛋羹、鸡汤、牛肉汤、肉泥粥等含有脂肪和蛋白质的食物。

3. 制作要求

同流食。

4. 餐次要求

每日六餐；主餐全量为400mL/餐，加餐全量为200mL餐。

5. 食谱举例

> 早餐：菜汁米糊200mL、南瓜米糊200mL。
> 加餐：葛根粉200mL。
> 午餐：百合米糊200mL、菜汁米糊200mL。
> 加餐：杏仁霜200mL。
> 晚餐：西红柿米糊200mL、土豆米糊200mL。
> 加餐：藕粉。

三、清流食

1. 适用范围

腹部、胃肠道施行大手术后。营养价值极低，只能短时间采用。

2. 食物选择

只供应流体食物，且无实质食物，浓度约为普通流食的一半，如米汤、去油鸡汤、稀藕粉、稀杏仁霜等。

3. 制作要求

可在流食的基础上稀释1倍。

4. 餐次要求

每日六餐。每餐全量均为200mL。

5. 食谱举例

早餐：小米汤200mL。

加餐：稀葛根粉200mL。

午餐：去油鸡汤200mL。

加餐：雪梨银耳汤（去渣）200mL。

晚餐：香菇青菜汤（去渣）200mL。

加餐：稀藕粉200mL。

第五节
肠内营养制剂

肠内营养制剂是专门用于患者科学补充身体或疾病恢复所需营养素的一类专门用途的药品或医用食品，种类达数十种之多。其大多含有较为全面的氮源（如蛋白质、短肽、氨基酸）、脂肪、糖类、维生素、电解质、矿物质和膳食纤维等营养素，并根据不同疾病需求对其中某些营养素的"质"和"量"进行了特殊改造，以符合疾病的医学营养治疗需要。常见的剂型有粉剂、乳剂和混悬液等。按医嘱长期食用来补充营养或者在必要时完全替代饮食，一般不会造成营养不良或者过剩。

一、肠内营养适应证

只要胃肠道有功能，应首选肠内营养支持途径。

二、哪些患者不能使用肠内营养制剂？

当患者处于休克状态，或有严重内环境紊乱时，则不宜使用肠内营养制剂。此时主要是采取挽救患者生命的各种治疗措施，如改善微循环、纠正酸碱失衡等。营养支持治疗在病情相对稳定之后进行，下列情形不宜进行肠内营养支持。

① 心血管功能紊乱或低氧血症或严重代谢紊乱需要控制或纠正者。

② 原发病需立即进行急诊手术者。

③ 存在消化道功能障碍或存在机械性梗阻或无法耐受肠内营养支持。

消化道出血较大且为活动性出血者禁用，出血量不大或非活动性出血者可谨慎使用。

三、肠内营养制剂使用原则

① 肠内营养应根据患者的具体情况选择口服、鼻胃管、鼻空肠管、空肠置管等途径供给，首先考虑口服。

② 不能经口进食或吞咽困难者选择管饲途径（鼻胃/鼻空肠），需长期管饲（大于6个月）或病情需要者建议选用肠造瘘（PEJ）、胃造瘘（PEG）方法建立肠内营养支持途径。

③ 手术患者提倡术中建立肠内营养支持途径，术后进行早期肠内营养支持。一些非手术患者，尚可通过PEJ、PEG方法建立肠内营养支持途径。

④ 选用鼻胃管/鼻空肠管者，管饲时患者头部需抬高30°～45°，以减少吸入性肺炎的发生。

⑤ 实施近端胃肠道吻合术，急性胰腺炎等需要肠内营养的患者，应当首选空肠营养管喂养。

⑥ 肠内营养的输注方式：为确保肠内营养制剂的安全输入，应根据病情、配方种类和输入途径，决定肠道营养的输注方式。肠内营养输注应遵守由少到多、由慢到快、由稀到浓的循序渐进原则。

肠道营养一般从20～50mL/h开始，若能耐受，则增加速度。只要能耐受，可逐步增加用量。对不耐受者，可将速度减到能耐受的水平，以后再逐渐增加。

输注方式包括使用输液泵连续输注、间歇重力滴注、注射器推注等。

⑦ 肠内营养液温度宜保持37～40℃。

⑧ 肠内营养提供的量及浓度需根据患者胃肠耐受程度和临床需要由少到多逐步达到能量和各营养素的需要供给量，并需根据病情变化程度不断

调整。

⑨ 肠内营养实施的监测：

对导管位置及输注系统予以注意，定期观察，以避免导管异位或输注过快导致的并发症。

对输注营养液后的患者消化道反应进行观察，对腹泻、恶心、呕吐、肠痉挛和腹胀等消化道不能耐受的症状，应及时记录并给予相应的处理。

对输注肠内营养液后机体代谢改变予以监测，包括内稳态维持情况，应定期查血电解质、血渗透压、尿渗透压、血糖、尿糖、液体出入量等。

监测机体合成情况，定期记录体重、氮平衡、内脏蛋白合成等营养评定指标。

监测脏器功能，定期检查肝功能、肾功能、血脂水平、血气分析、凝血酶原时间等。

四、肠内营养制剂的选择

1. 肠内营养制剂主要分类

（1）非整蛋白型要素膳

无残渣，进入胃肠道无需消化直接吸收，如肠内营养混悬液SP。适用于胃功能不良者、空肠营养者。

（2）整蛋白型匀浆膳

含有人体生理需要的各种营养素，适用于胃肠道功能良好者。

2. 常见肠内营养制剂举例

（1）肠内营养混悬液SP

短肽型，属要素膳。适用于代谢性胃肠道功能障碍患者，如胰腺炎、感染性肠道疾病、肠瘘、短肠综合征、人类免疫缺陷病毒感染和艾滋病、接受放射或化疗的肠炎患者等；用于危重疾病，如严重烧伤、创伤、脓毒血症、大手术后的恢复期；用于营养不良的术前喂养；用于术前或诊断前肠道准备。

（2）肠内营养混悬液TPF

含膳食纤维的整蛋白营养制剂，适用于厌食和其相关的疾病；机械性胃肠道功能紊乱；营养不良患者的手术前喂养等。

（3）肠内营养乳剂TPF-D

含有纤维素的特殊整蛋白制剂，主要适用于糖尿病患者。

（4）肠内营养粉剂TP

可口服冲调的整蛋白制剂。

（5）肠内营养混悬液TPF-DM

含低糖指数糖类的整蛋白营养制剂，适用于糖尿病患者。

（6）肠内营养混悬液TPF-D

含膳食纤维及单不饱和脂肪酸的整蛋白营养制剂，适用于糖尿病患者、慢性阻塞性肺疾病（COPD）患者及肿瘤患者。

（7）匀浆膳

来源为天然食物制作成的整蛋白制剂，能量密度为1kcal/mL。

五、注意事项及处理

与肠外营养相比，肠内营养有较高的安全性，但也有相关的并发症，虽然处理相对容易，但有些并发症如吸入性肺炎也是致命的。

1. 机械性并发症

如喂养管堵塞、导管位置异常、误吸等。

2. 胃肠道并发症

（1）腹泻

腹泻通常易于纠正，输注的营养液应新鲜配制并低温保存，减低营养液浓度或放慢输注速度以及在营养液中加入解痉剂或收敛药物或更换营养制剂类型可控制腹泻。处理无效的严重腹泻患者应停止使用肠内营养。

（2）消化道功能失调

症状包括肠痉挛、腹胀、胃排空延迟及便秘等。采用适当配方，降低输入速度，多可避免上述并发症的发生。

3. 代谢性并发症

由于胃肠道具有缓冲作用，肠内营养引起的代谢并发症不如肠外营养的严重，而且经合理监测容易预防。如若出现高血钠、高血氯时，可降低蛋白质及能量，降低浓度，用蒸馏水稀释等。

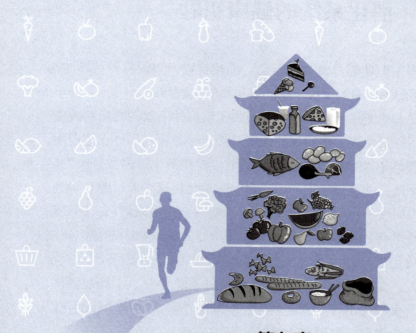

第九章

消化系统健康饮食常识

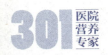

第一节
消化系统的健康钥匙

　　胃肠道的基本生理功能是摄取、转运、消化食物，吸收营养，排泄废物，这些生理功能的完成有利于整个胃肠道协调的生理活动。

　　消化系统的基本功能是食物的消化和吸收，供机体所需的物质和能量。食物中的营养物质除维生素、水和无机盐可以被直接吸收利用外，蛋白质、脂肪和糖类等物质均不能被机体直接吸收利用，需在消化管内被分解为结构简单的小分子物质，才能被吸收利用。食物的消化是从进入口腔开始的，在口腔中主要是机械性消化（食物被磨碎）。食物从食管进入胃后，即受到胃壁肌肉的机械性消化和胃液的化学性消化作用，此时食物中的蛋白质被胃液中的胃蛋白酶初步分解，胃内容物变成粥样的食糜，小量多次通过幽门向十二指肠推送。食糜进入十二指肠后，开始小肠内消化。小肠是消化、吸收的主要场所，食物在小肠内受到胰液、胆汁和小肠液的化学性消化以及小肠的机械性消化作用，各种营养成分逐渐被分解为简单的可吸收的小分子物质在小肠内吸收。因此，食物通过小肠后，消化过程已基本完成，只留下难以消化的食物残渣，从小肠进入大肠。大肠无消化作用，仅具有一定的吸收功能，吸收少量水、无机盐和部分维生素。

　　如果胃肠道出问题了，就会损害胃肠道消化、吸收功能，时间长了会造成人体的营养素缺乏。反之，营养不良也可改变胃肠道的组织学和功能，两者相互影响，互为因果。现代人工作忙碌，生活工作压力大，胃肠疾病高发。养成良好的饮食生活习惯，维护好消化系统功能，才能为我们的健康保驾护航。那么应该如何保护好我们的消化系统呢？

1. 避免暴饮暴食

　　胃的容量是有限的，暴饮暴食易对身体造成严重危害，如血糖不稳定、头痛、新陈代谢紊乱，长期暴饮暴食还会导致肥胖及其他慢性疾病。采取一些措施可避免暴饮暴食，如吃小份的食物、少用高热量食物、多参加活动转移注意力等。

2. 避免吃对胃肠刺激大的食物和药物

如烈酒、浓茶以及辛辣、过热、过凉的食物。有些药物如阿司匹林、保泰松等，对胃刺激性较大，可在饭后服用。

3. 少食多餐

养成少食多餐、细嚼慢咽的习惯可以防止出现消化不良、腹胀、烧心及其他消化系统健康问题。

4. 适当增加纤维摄入

选择植物类食物，如樱桃、葡萄、菜椒、叶菜、豆类、全谷物和坚果。这些食物富含膳食纤维，能够帮助消化、改善便秘，对心脏和血糖健康也有益处，并且容易产生饱腹感，控制进食量，从而帮助控制体重。

5. 补充足量的水

水在生命活动中发挥重要作用，足量饮水能够帮助机体排泄代谢产物。建议成年人每天7～8杯（1500～1700mL），提倡饮用白开水或茶水，不喝或少喝含糖饮料。

6. 注意锻炼身体

适当体育运动，可以改善胃肠的血液循环，增强胃肠功能，促进食物消化和吸收。锻炼还能有效缓解轻微的消化系统问题，如腹胀和便秘。

7. 保持乐观情绪

精神状态能影响胃肠功能，精神抑郁、心情苦闷可引起胃肠功能紊乱，愉快、乐观的情绪可使胃肠功能正常，消化能力增强。

8. 注意饮食卫生

吃不洁食物会对胃肠和全身造成严重危害，容易发生细菌性食物中毒、肠道传染病和肠道寄生虫病等。因此，要做到不干净的食物不吃、熟食煮透炒熟。吃凉拌菜和水果必须清洗干净，饭前便后洗手等。

第二节
冰箱不是食物保险箱

很多人都有储存食物的习惯，凡是买太多吃不完的、多出来的食材就统统扔进冰箱，希望能延长其保存期限，殊不知在这个密闭的空间里滋生了多少致病菌。冰箱冷藏室的温度通常在0～4℃，它的局限性在于不能解决霉菌繁殖的问题，很多食物放久了会霉烂，而且冷藏室内并不是真空环境，一些可能导致食物腐败的氧化反应还是可以发生，植物的呼吸作用也在继续。冷藏室也不能杀死很多耐冷的致病菌，比如李斯特菌，它在低至零度的冷藏温度下仍可缓慢生长。如果食物密封不严，也可能被微生物污染，被污染的食物吃多了容易腹痛、腹泻，从而损害胃黏膜，引发各种胃肠疾病。因此要么尽快吃完，要么尽量密封保存。小冰箱也有大学问，其实食物存放是有讲究的，千万别让冰箱变成"细菌室"。

一、冰箱存放注意事项

① 生熟分开，避免交叉感染，熟的放在上面，生的放在下面。所有的生食物最好用独立的包装分开放。

② 越是干净的东西越往上放，越是脏的东西越往下放，比如：馒头要往上放，而生肉、生鱼要往下放。可以用保鲜盒、保鲜袋，提前将食物分装好再储存，这样既省空间，还能防止串味、防止交叉污染，要吃的时候拿出来也方便。剩饭菜最好都加上保鲜膜，或者放在有盖的保鲜盒里。

③ 冰箱最多放七成满，以利于冷空气流通，确保温度达标。不论是冷冻室还是冷藏室都要定期清洁、消毒、除霜。

二、各类食物的存放

1. 蔬菜类

不用放冰箱的蔬菜：土豆、洋葱、大蒜、红薯、胡萝卜、南瓜。这些蔬菜放在室内阴凉通风干燥处即可。

及时放冰箱的蔬菜：娃娃菜、菜心、菠菜、芥菜等叶菜。这些蔬菜在室温放久营养会流失，这些蔬菜最好用保鲜袋包好放在冷藏室，不要贴近冰箱内壁，冷藏不要超过3天。

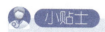

蔬菜存放小技巧

叶菜如果1~2天内吃不完，可以先风干表面水分再放入保鲜袋，在袋子里放两张厨房纸巾，放入冰箱冷藏，可以延长保存时间。块茎类的蔬菜冷藏储存不要超过1周。

水果和蔬菜单独用保鲜袋装好，不要混在一起放，否则蔬菜会坏得快。

2. 水果类

别太早放进冰箱的水果：香蕉、菠萝、芒果、猕猴桃、牛油果、百香果。这些水果怕冷，在冰箱里待久容易表皮变黑、长出麻点、内部软烂。还有苹果、桃、橙均可以放在室温，熟了就赶紧吃掉，如果实在来不及吃，可以在冰箱稍微放1~2天。

吃不完赶紧放冰箱的水果：草莓、蓝莓、樱桃、桑葚、葡萄、山竹。这些水果买回来就已经成熟，如果不能当天吃掉，要放进冰箱冷藏室，远离冰箱后壁，免得冻伤。储存不要超过1周。

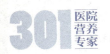

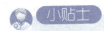

水果存放小技巧

水果保存一定要使用保鲜膜和保鲜袋，避免水果裸露在外，防止冰箱里的细菌侵蚀。水果"催熟"法：用保鲜袋把待熟的水果和苹果装在一起，扎紧袋子，1～2天就能催熟。

3. 肉类

当天吃，放冷藏：买回来当天要吃的鸡、鸭、鱼肉为生鲜制品，要用保鲜袋密封好，放在冷藏室下层，靠近后壁处。记得生熟要分开，冷藏时存放时间不超过1天。

以后吃，放冷冻：当天不吃的肉要冷冻起来，按每次吃的量，切成小块，放在冷冻室最下面一格。牛肉的纤维相对粗糙，最长冷冻时间为9个月；羊肉最长冷冻时间为8个月；生活中常见的猪肉和禽类，最长冷冻时间为3个月；鱼类容易出现酸败、腐败现象，是储存时间最短的，冷冻时间建议不超过1个月。

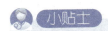

肉冻住了就不会坏掉吗？

食物在冷冻室里虽然不会腐败，但时间长了也会造成品质下降，特别是脂肪氧化，蛋白质的质地变差，维生素含量降低。所以，最好还是能在两个月之内吃完。

4. 油类

食用油放久了会发生氧化，光、热、氧气也会加速油脂的氧化，氧化过度的食用油容易损伤血管、内脏，甚至致癌。

怎么选？买油的时候，看生产日期，尽量买新鲜的油，首选小包装。

怎么存？大桶油可以分装到小油壶中，炒完菜记得把小油壶放在橱柜里，避光，别放在灶台上。小油壶里的油尽量在1周内吃完。大桶油的盖子拧紧，放在橱柜或者用不透光的袋子装好，开封后3个月内吃完。

5. 鸡蛋

鸡蛋要大头朝上小头朝下，直立存放。蛋壳大头的部分，有一个"气室"，掌管鸡蛋的"呼吸"。大头朝上放可以让鸡蛋更"透气"，保持新鲜度，一般能放冰箱冷藏一个月左右。

6. 海鲜干制品

短期室温存放：小鱼干、海米、虾皮、干贝等海鲜干制品，放室温1周左右。但如果长时间放室温，加上天气潮湿，易因细菌繁殖、蛋白质分解，产生刺鼻的味道，还会产生致癌的亚硝胺。

长期存放：分装成小包，用防水不透气的密封袋装好，放冰箱冷冻。

7. 茶叶

茶叶一般常温保存，放入冰箱冷藏反而容易串味、受潮。想要存放久一点，可以分成小包，用防水不透气的包装袋密封，放冷冻室上层，能更好保持茶叶的风味。

8. 馒头、包子等

馒头、花卷、包子、面包等高淀粉的食品，如果当天吃，放室温下就行。馒头、包子放冰箱冷藏，会加快淀粉老化，变干变硬不好吃。如要久放可以放冰箱冷冻，减少淀粉老化，吃的时候再拿出来蒸热。

9. 大米、粗粮等谷物

谷物含丰富B族维生素，怕光，可放不透明容器，避光保存，放一小把花椒（用纱布包好）可以防虫。

10. 豆腐

豆腐，蛋白含量高、水分多，买回来要尽快吃完。如果放冰箱冷藏，可以放在冰箱靠内壁（温度较低）处，最多放1天，表面发黏就不要吃了。

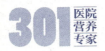

11. 奶类

酸奶，室温存放时，其中的乳酸菌会继续发酵，酸度过高口感会变差，也会杀死其中的乳酸菌活菌，冷藏保存能够延缓乳酸菌的发酵。

鲜奶（巴氏奶），打开包装后室温存放时，细菌会迅速生长，很容易细菌超标甚至腐败，应尽快喝完。

奶粉，常温保存即可。

12. 蜂蜜

蜂蜜放进冰箱，会结晶析出葡萄糖，结块变硬，虽然不影响安全性和营养价值，但会影响口感，冲调也不方便。

最后提醒大家，冰箱能方便大家的生活，能增加剩余食物的安全保障、避免浪费，但是食物毕竟有保存期的，一次别买太多食物放冰箱囤着。吃新鲜的食材，尽可能减少冰箱使用，学会科学地使用冰箱，并且要定期对冰箱进行清洁、消毒、除霜。

第三节
吃红肉容易患结直肠癌？

近年来一个研究结果又引起公众一片哗然——吃红肉容易致癌。火腿、香肠等也被列为致癌物。那食用红肉与结直肠癌有没有关系呢？

一、吃红肉容易致癌？

位于法国里昂的世界卫生组织下属国际癌症研究机构发布报告，把火腿、香肠等加工肉制品列为致癌物，同时说食用红肉也"可能"致癌。

上述报道尚未得到世界卫生组织证实，但已经引发全球关注。那么以后火腿、香肠等加工肉制品甚至新鲜牛羊肉等红肉是不是都不能吃了呢？其实简单地想一想，任何东西吃多了都对健康不利，即使是毒素也有一定的累积效应，只有达到一定的量才会对人体有害，更何况红肉远没有那么"毒"。鉴于红肉是人体营养的重要来源，各国政府和监管机构推荐在食用肉的风险和益处之间做到平衡。

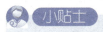

国际癌症研究机构官员的声明

国际癌症研究机构官员库尔特·斯特雷夫在一份声明中说："对个人而言，因食用加工肉制品而得结肠癌的风险依然较小，但这种风险会随着食用量的增加而提高。"

二、食用红肉会不会引起结直肠癌？

那么食用红肉和结直肠癌到底有没有有联系呢？研究人员在1982年至1992年的10年间，调查了15万美国人的饮食习惯。结果发现，吃红肉最多的一组患直肠癌的概率比吃红肉最少的一组高两倍，患结肠癌的概率则高出40%。而吃禽肉和鱼肉多的人生病概率最小。结直肠癌是一种生活方式癌，如长期大量进食红肉，比如牛肉、猪肉、羊肉、动物内脏等高胆固醇食物，将增加罹患结直肠癌的风险。因为人体在消化这些高胆固醇食物时，产生的胆酸的代谢产物和胆固醇的代谢产物增多以及可造成肠腔内厌氧菌增多，这些因素对结直肠黏膜上的腺瘤会有强烈的刺激作用。

因此，对于偏好红肉的人群，应该逐步逐量地减少红肉的摄入量，多吃各种新鲜蔬菜，特别是豆角类的蔬菜，加大含钾高的果胶类水果诸如香蕉的摄入比例，这些都有利于抑制致癌物质在体内的停留和形成。高纤维食物的摄入能加速肠的运动，减少致癌物对肠壁的损害。饮食习惯的改变将能极大地降低结直肠癌的患病风险。另外，早期筛查也将更早更有效地发现癌变，从而为取得良好的治疗效果创造机会。粪便隐血试验联合结肠镜检查是结直肠癌筛查最为有效的检查。除了粪便隐血阳性的患者应当进行结肠镜检查外，对于普通人群50岁之后每5年应做一次肠镜检查。对于有结直肠癌家族史的高危人群，应在40岁左右开始接受结直肠癌的筛查，平均每3～5年接受1次普查。

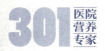

三、饮食结构、烹饪方式很重要

不管是红肉还是白肉，烹调方式不对都容易致癌，尤其是煎炸、烧烤这些高温烹调的方式极易产生致癌物，而腌肉、香肠等在腌制过程中也会产生致癌物，增加患病风险。建议大家还是选择炖、蒸等方式烹饪肉类。

高动物脂肪饮食会增加结直肠癌的患病概率。诸多致癌物质为脂溶性，即可溶解于脂肪中。从饮食中摄入的动物脂肪越多，溶解和吸收致癌物质的危险性就越大；高脂肪饮食可增加肠道内胆汁酸的分泌，对肠道黏膜有潜在的刺激和损害，从而导致细胞恶变的发生。

总的来讲，结直肠癌的发病与饮食结构和烹饪方法是相关的，推荐在摄入人体所必需的动物脂肪的同时，增加高纤维食物的摄入，同时选择炖、蒸的方法进行烹饪，外加积极地参加结直肠癌筛查普查，从而将结直肠癌的患病概率降到最低。

四、如何健康地食用红肉？

1. 任何食物，"适量"才是根本

《中国居民膳食指南（2016）》中建议每周畜禽肉的食用量在280～525g，鱼肉等水产品280～525g，每日摄入畜禽肉类食品40～75g，水产品40～75g，因人制宜，均衡摄入。

2. 适当偏向"红肉"健康部位

吃红肉，建议吃"瘦"不吃"肥"，肥肉中含有较多的饱和脂肪酸，经常摄入容易增加肥胖、高脂血症等慢性疾病的风险。另外，动物内脏也要限量食用，虽然它含有丰富的血红素铁和维生素A，但它同时富含胆固醇和饱和脂肪酸，建议每周食用不超过2次。

3. 吃"禽肉"，要去皮

禽类的皮中脂肪、胆固醇含量高，所以，吃鸡肉、鸭肉等请先去皮。

4. 烹调方式需合适

对于肉类而言，尽量选择蒸、煮、炖等低温烹调方式，少油少盐，保留肉类的本真味道，避免营养物质的过度损失。另外减少高温油炸、煎烤肉类食物的摄入也可以减少苯并芘等有害（致癌）物质的摄入。

5. 少吃"加工肉类食品"

无论是熏肉还是酱肉，其中都含有一定量的亚硝酸盐，所以尽量少吃或不吃。

6. 荤素搭配

烹调肉类食品时可以多搭配低脂肪、高纤维的食材，如菌菇类、藻类以及新鲜蔬菜等，可以减少脂肪和胆固醇在体内的吸收。同时，吃肉时必须吃菜，绿叶蔬菜中所含的维生素C、叶酸、叶黄素等天然抗氧化物质可以促进身体代谢，膳食纤维能促进肠道蠕动，增加有害物质的排出，预防便秘和肠道癌症的发生。

世界卫生组织负责人表示，世界卫生组织一直以来就健康的日常饮食给出一般性建议，饮食应包含大量的蔬菜、水果、豆类、坚果和谷物，而减少盐、糖和脂肪的摄入等。美国肉业协会主席卡彭特说："科学证据表明，癌症是一种并非由某种单一食物引发的复杂疾病，而平衡的饮食和健康的生活方式对健康至关重要。"

所以，"红肉"摄入要适量，在膳食方面要注意食物多样，合理搭配；同时要注意经常运动，吃动平衡，才能走向健康。

第四节
喝牛奶的那些事

一、喝牛奶的好处

牛奶是人们餐桌上的必需品，其为人体提供了很多人体所需的营养物

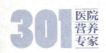

质，其中的钙、维生素、乳铁蛋白和共轭亚油酸等多种抗癌因子，有抗癌、防癌的作用。乳清对黑色素有消除作用，可防治多种色素沉着引起的斑痕。

二、宜少喝牛奶的人群

1. 消化道溃疡者

牛奶虽然可以缓解胃酸对溃疡面的刺激，但是牛奶也会刺激胃肠黏膜分泌大量胃酸，会使病情加重。

2. 反流性食管炎患者

牛奶中有较多的脂肪，影响食管下括约肌的收缩，从而增加胃液或肠液的反流，加重食管炎症状。所以，该类患者不宜多喝。

3. 腹部手术后患者

牛奶中含有较多的脂肪和酪蛋白，在肠胃内不太容易被消化，发酵后产生气体，会加重胀气，不利于肠蠕动，而腹部手术的患者大多有胀气现象，恢复期建议暂时别喝牛奶。

三、禁喝牛奶的人群

1. 牛奶过敏者

有人喝牛奶后会出现腹痛、腹泻等症状，个别严重过敏者，甚至会出现鼻炎、哮喘或荨麻疹等。

2. 经常接触铅的人

牛奶中的乳糖可促使铅在人体内积蓄，容易引起铅中毒，因此，经常接触铅的人不宜饮用纯牛奶，可以改饮酸牛奶，因为酸牛奶中乳糖极少，多已变成了乳酸。

3. 缺铁性贫血者

食物中的铁需在消化道中转化成亚铁才能被吸收利用。若大量饮用牛奶，体内的亚铁会与牛奶的钙盐、磷盐结合成不溶性的化合物，影响铁的吸收和利用。

4. 乳糖不耐者

有些人的体内严重缺乏乳糖酶，因而其摄入体内的牛奶中的乳糖无法转化为半乳糖和葡萄糖供小肠吸收利用，而是直接进入大肠，使肠腔渗透压升高，大肠黏膜吸入大量水分。此外，乳糖在肠内经细菌发酵可产生乳酸，使肠道pH值下降到6以下，从而刺激大肠，出现腹胀、腹痛、排气和腹泻等症状。乳糖不耐症人群饮用牛奶要控制好量，一般200mL之内没问题，但个别人只能喝很少的牛奶甚至完全不能喝牛奶，否则会引起胃胀和腹泻。

四、喝牛奶腹泻怎么缓解？

1. 慢慢加量

可以尝试着每天喝一小口鲜奶，身体适应则可慢慢加量，如果不适应则减少些，等到适应后再一点点加量，帮助身体慢慢提高对乳糖的耐受能力。

2. 搭配食物

改变喝牛奶的方式，不要空腹直接饮用牛奶，最好是能搭配着其他食物一起食用，如面包、馒头、粥、麦片等。乳糖不耐者空腹喝奶会有比较严重的症状，而牛奶在与其他食物搭配时，胃肠中的乳糜作用和机械运动的增加，可以提高乳糖吸收率，减轻乳糖不耐的症状。

3. 喝零乳糖牛奶

喝牛奶容易腹泻的人群，可以选择零乳糖的牛奶，这样既补充了营养，又不会有什么不适症状。

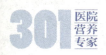

4. 改喝酸奶

喝牛奶容易腹泻、腹胀的人也可以选择喝些酸奶，酸奶中的乳糖有约三分之一都被乳酸菌分解了，另外在乳酸菌发酵的过程中还会产生一些乳糖酶，所以，乳糖不耐受的人可选择喝酸奶。

五、喝牛奶的其他注意事项

1. 喝牛奶后别吃橘子

喝牛奶的前后一个小时之内不适合吃橘子，否则会造成营养浪费，不利于人体的消化和吸收。注意喝牛奶前后也不宜进食其他果酸含量高的水果。

2. 不宜过度加热

牛奶加热过度，其中的营养物质容易流失，保持牛奶温度适中就好，别煮太久。

3. 不要空腹喝

不管是不是乳糖不耐受，都不建议空腹喝牛奶，否则会造成营养的流失，还会对胃不好。

4. 喝药前后别喝牛奶

在饮用牛奶的时候不能和药物一起食用，避免发生一些不必要的反应。吃药前后至少一小时，都不要喝牛奶。

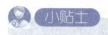

不要喝冷牛奶

冷牛奶会影响肠胃运动功能，引起轻度腹泻，使牛奶的营养成分多数不能被人体吸收利用。忌直接饮用从冰箱内取出的冷牛奶，特别是有伤风感冒的患者。

第五节
认识酸奶及喝酸奶的好处

所谓益生菌并不是特指某一种菌,而是通过维持宿主肠道菌群平衡对宿主发挥有益作用的活的微生物的总称。

一、认识酸奶

一般来说,能分解牛奶中乳糖产生乳酸的细菌统称为乳酸菌。乳酸菌包括很多类别,比如按大类分,有乳杆菌属、链球菌属、明珠串菌属、双歧杆菌属和片球菌属等若干属,其中每个属下面又分为好多个种,每一种细菌各有名字。

酸奶是一种酸甜口味的牛奶饮品,是以牛奶为原料,经过巴氏杀菌后再向牛奶中添加益生菌(发酵剂),经发酵后,再冷却灌装的一种牛奶制品。要做酸奶,有两种菌是必不可少的,就是嗜热链球菌(英文代号为S)和保加利亚乳杆菌(英文代号为L)。嗜热链球菌是链球菌属的一种,而保加利亚乳杆菌是乳杆菌属的一种。这两种乳酸菌存在"共生作用",能够促进产酸速度,让酸奶能正常凝固,而且能产生比较好的风味。用这两种菌混合培养制成发酵剂,然后加到牛奶当中,在40~42℃的温度下保温培养几个小时,就可以把液态的牛奶做成凝固的酸奶了。

这两类乳酸菌对人体也有好处,但作用比较弱,而且它们本身不能在大肠中定植,是"一过性"的保健菌,也就是说,这些菌只在通过胃肠道时发挥点作用,却不能起到"调整肠道菌群"的作用。

乳制品可能还会添加上述两种菌之外的其他保健菌种,也就是一些作用比较强的"益生菌",例如嗜酸乳杆菌(代号为A)和双歧杆菌(代号为B,其中包括多个品种),还有乳酪乳杆菌等。这些菌种经过长期筛选,经过科学研究,证明保健作用比较强,而且有可能在体内定植。

二、是否只有含活性益生菌的酸奶才值得喝呢?

不一定。传统酸奶不含有活性乳酸菌,但其营养价值也不能被忽视。这是因为,在乳酸菌发酵过程中,牛奶的营养成分并没有减少,而且这个过程分解了乳糖,维生素含量有增加,钙的利用效率上升,还产生了帮助分解乳糖和蛋白质的酶类等。所以,即便没有特殊的益生菌,喝酸奶也是有益处的。

三、喝酸奶到底有哪些好处?

酸奶的健康作用可归纳为:① 活菌酸奶可以帮助调节肠道菌群;② 酸奶中某些益生菌可能刺激免疫系统,而调节免疫功能;③ 酸奶能帮助预防骨质疏松;④ 有帮助降低高血压的作用;⑤ 增加饱腹感,预防肥胖;⑥ 有抑制阴道感染的作用。

第六节 鱼刺卡喉的处理

鱼肉非常营养美味,但吃鱼的时候一定要小心鱼刺。

很多人在不小心卡了鱼刺后,为了减少麻烦,并不会第一时间去医院处理,而是用很多"土"方法自行解决,比如吃一口饭、喝点醋。但这么做是万万不可以的。如果吞饭下去,挤压到卡住的鱼刺有可能会划伤黏膜引起感染,更有甚者会把鱼刺挤出去,使鱼刺扎得更深,甚至刺破动脉,造成大出血。

很多人认为,那就喝醋吧,醋是酸性的,喝醋可以使鱼刺软化,再吞口饭就可以把卡住的鱼刺咽下去了。鱼刺的主要成分是钙盐,遇酸的确会发生反应,会变软。但是,食用醋里面含有的醋酸(乙酸),含量在4%~6%之间,含量低,如果靠醋酸软化鱼刺需要很长时间的浸泡,喝几口醋根本起不到软化鱼刺的作用,而且,醋会灼伤食管黏膜,得不偿失。

同理服用维生素C片、喝柠檬水等和喝醋一样是没用的。

一、鱼刺卡住了怎么办？

一个最重要的原则是：鱼刺卡喉一定要想办法把鱼刺取出来，而不是把鱼刺咽下去。

1. 停止进食，试着咳嗽

如果被鱼刺卡住了，首先要立即停止进食，停止饮水，舒缓情绪，放松咽喉，尽量减少吞咽动作。如果是儿童，应先安慰避免其哭闹，以免使鱼刺吸入喉腔或食管。然后试着用力咳嗽，可以采取低头弯腰的姿势，有利于将鱼刺咳出，细小的鱼刺可通过这种方法随着气流被冲出来。

2. 立即就医

如果自己咳不出来，或者感觉鱼刺位置比较深，或者鱼刺比较大而且扎得很深，一定要立即前往医院请专业的医生帮忙取出，这是最安全有效的方法。

二、鱼刺很容易取出吗？

鱼刺通常比较容易卡在舌根、扁桃体、下咽部等位置，这些位置的鱼刺很容易被发现，一般在门诊急诊就可以轻松取出来。

但是，有少数鱼刺卡在比较深的位置，比如食管、颈深部等处，这些比较复杂的病例需要用颈部CT、B超来辅助诊断，确诊后往往需要通过胃镜，或者全身麻醉做食管镜，甚至需要做颈胸部的开放手术来取出鱼刺。

许多人都认为鱼刺卡喉只是一件小事，但是如果不重视这件小事，很可能造成非常严重的后果，比如造成严重的感染，甚至扎破气管或动脉，危及生命。

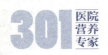

第七节
抗生素居然导致腹泻？

一、什么是抗生素？

抗生素又叫抗菌药物，是治疗细菌、支原体、衣原体、立克次体、螺旋体、真菌等病原微生物所致感染性疾病的药物，对病原菌具有抑制或杀灭作用。抗生素分为天然抗生素和人工半合成抗生素，天然抗生素是由各种微生物（包括细菌、真菌、放线菌）产生的，后者是对天然抗生素进行结构改造获得的半合成产品。

二、什么是抗生素相关性腹泻？

抗生素在临床上的应用非常普遍，很多人在应用抗生素治疗期间，或者停药1～2周内，出现了腹泻的症状，通常称为抗生素相关性腹泻，或抗生素相关性肠炎，医学上也叫假膜性小肠结肠炎。假膜性小肠结肠炎是一种主要发生于结肠，也可累及小肠的急性肠黏膜坏死纤维素渗出性炎症，黏膜表面覆有黄白或红绿色的伪膜，临床上常见于应用抗生素治疗后，因此通常称为抗生素相关性肠炎。由于广谱抗生素的大量应用，抗生素相关性腹泻的发病率逐年增多。尤其是老年人及存在基础疾病的患者，例如手术后、肠梗阻、恶性肿瘤、尿毒症、糖尿病、心力衰竭、败血症、肾移植术后接受免疫抑制剂治疗的患者等，由于这些患者的抗病能力和免疫力低下，同时因为病情需要，必须接受抗生素治疗，就更容易受到该病的侵扰。

三、为什么抗生素会引起腹泻呢？

研究表明，抗生素（尤其是广谱抗生素）在治疗感染性疾病的同时，也会抑制肠道中有益菌的繁殖和生长，同时致病菌（有害菌）会借机过量增殖，从而打破了肠道内的微生态平衡，引起肠道内菌群失调，进而使肠道上皮细胞的代谢功能和生理功能发生紊乱，最终导致患者出现腹泻的症状。

目前研究证明抗生素相关性腹泻是由肠道内一种厌氧菌——难辨梭状芽孢杆菌（也称为艰难梭菌）的过度繁殖产生的外毒素所致。抗生素的应用抑制了肠道的正常菌群，使难辨梭状芽孢杆菌得以迅速繁殖，并产生毒素而致病。难辨梭状芽孢杆菌是抗生素相关性腹泻（抗生素相关性肠炎）的主要致病菌。抗生素相关性腹泻患者的病情轻重不一，轻者停用抗生素后可自行痊愈，严重病例甚至可出现死亡。抗生素相关性腹泻最常发生于应用抗生素治疗期间及停用抗生素后1~2周之内，几乎所有的抗生素都能够诱发本病，其中最易引起腹泻的是林可霉素、氨苄青霉素、青霉素、新霉素、红霉素、氯霉素、阿莫西林、复方磺胺甲噁唑、克林霉素以及第三代头孢菌素。腹泻的发生率与用药途径无关，口服或注射均可引起。研究表明，抗生素的使用时间超过5天，抗生素相关性腹泻发生率明显升高；联合使用多种抗生素比单一使用一种抗生素发生腹泻的概率更高；联合使用抗生素种类越多，腹泻感染率越高。因此合理使用抗生素，尤其严格规范广谱抗生素的使用，是预防抗生素相关性腹泻的关键措施。

抗生素相关性腹泻发病急，每天解水样或黏液样大便5~20余次，进一步发展可出现便血或伴有乳白色、棕绿色伪膜，患者可伴有发热、腹痛、恶心、呕吐、腹胀、疲倦等。由于腹泻丢失大量水分、电解质、蛋白质等，加上细菌毒素的作用，年老体弱者可发生休克、代谢性酸中毒，甚至无尿，不及时诊治，可危及生命。

四、如何预防？

积极预防慢性炎症性疾病，老年人尤其是慢性支气管炎患者要特别预防着凉、感冒，注意加强营养及身体锻炼，增强自身免疫力。

严格掌握抗生素使用的适应证，不滥用抗生素。

在应用抗生素期间出现原因不明的腹泻时，应立即停用抗生素并做进

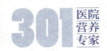

一步检查。

近年来,发现难辨梭状芽孢杆菌可引起交叉感染,因此,要对抗生素相关性腹泻的患者进行隔离治疗。

第八节
减肥别乱吃泻药

随着生活条件的提高,生活方式的改变,超重及肥胖的人越来越多,人们对于减重瘦身的需求也越来越迫切,那么,可以用泻药来减肥吗?答案当然是不可以的。

一、什么是泻药?

泻药是刺激肠蠕动、软化粪便、润滑肠道促进排便的一类药物。临床主要用于治疗功能性便秘,或用于术前肠道清洁准备。

二、泻药的分类、作用特点及代表药物

分类	作用特点	代表药物
刺激性泻药	刺激结肠推进性蠕动,产生泻下作用	酚酞、比沙可啶、大黄、番泻叶、蓖麻油
渗透性泻药(或称容积性泻药)	口服后肠道吸收很少,增加肠容积而促进肠道推进性蠕动,产生泻下作用	硫酸镁、硫酸钠、乳果糖、甘露醇、纤维素类、聚乙二醇、聚卡波非钙片
润滑性泻药	通过局部润滑并软化粪便发挥作用	液体石蜡、甘油

三、泻药可以用来减肥吗?

目前市场上很多减肥产品中都添加了促进排便的刺激性泻药,服用后会增加排便的次数,短时间内可能感觉体重有所降低,但是丢失的基本都是水分,不但不会达到减肥的目的,还会对身体健康造成危害。长期使用,

将会引起胃肠功能紊乱，使水分丢失，电解质丢失，蛋白质丢失，微量营养素丢失，皮肤失去弹性，产生药物依赖性等情况，严重者还会损害心、肺、肾脏、肝脏等脏器功能。

长期服用含有蒽醌类成分的泻药，会导致"结肠黑变病"。结肠黑变病是以结肠黏膜色素沉着为特征的代谢性非炎症性病变，是一种少见的非炎症性的、良性可逆性疾病。便秘患者的粪便在肠道内积存时间长，肠道吸收细菌合成的色素颗粒可导致结肠黑变病，而蒽醌类泻药可诱导肠黏膜屏障的破坏，促进肿瘤坏死因子释放，从而导致结肠上皮细胞凋亡，被巨噬细胞吞噬，在结肠固有层沉积形成脂褐素，从而发生结肠黑变病。便秘和长期口服蒽醌类泻药是公认的引起结肠黑变病的主要原因。近年来，随着结肠镜检查的普及，结肠黑变病的检出率逐渐增多。结肠黑变病是一种良性病，消除致病因素可逆转，应及时停用相关蒽醌类泻药。慢性便秘者应先到医院就诊，明确便秘类型，在医生指导下给予相应的治疗，还要养成良好的饮食习惯，每日膳食中增加膳食纤维的摄入，形成良好的排便习惯。

四、怎样科学、健康地减肥？

健康生活方式的四大基石为合理营养、适量运动、戒烟限酒、心理平衡，如果做到这四条，应该可以保持很好的体重。但是肥胖人群单单靠健康的生活方式还不能达到减重、减脂的目标，需要医生的指导和科学的方法以保证减重的安全和效果。建议肥胖患者到正规医院，经医生全面评估身体情况后，制订个体化的医学营养治疗计划。

第九节
吃完就困是种病？

吃完就困这种现象可以叫作餐后嗜睡或食困，是一种正常的生理现象。

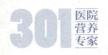

一、吃完就困的原因

吃完饭后身体会分泌一些激素，这些激素可能直接作用于控制睡眠的神经区域，让人感到疲乏、昏昏欲睡。

1. 胆囊收缩素

饭后两小时内胆囊收缩素的含量显著升高，这段时间里，人体睡意与胆囊收缩素含量呈正相关性。高脂肪的食物能促进胆囊收缩素的分泌，让人体睡意更强。

2. 食欲素

食欲素水平低下，人体会产生困倦感；反之，食欲素水平升高，人体会兴奋。而食欲素同时参与调节睡眠、进食、自主神经功能等，对血糖稳态调控很重要。餐后血糖的波动大，会让人犯困是有道理的。

3. 褪黑素

褪黑素是调节生物钟的激素，曾被用来帮助入睡或治疗睡眠障碍。当食物中的褪黑素被吸收，人体的反应就是我要睡了。

当然，饭后犯困也存在一些其他原因，比如长期午休养成的生物钟，或者当时真的困了累了。

二、如何避免饭后犯困？

摄入应适量。过多的食物会增加困倦感，过多的食物不可避免地会有更多的脂肪或糖分。

平衡膳食，少吃单一的高糖高脂肪食物。合理的一餐是：尽量有足够多的蔬菜，有一定量的蛋白质（鱼、禽肉、蛋），再加上适量的主食，并且优先选择粗杂粮、薯类。

饭后不要待在密闭空间里，空气循环不好，二氧化碳浓度提高，也可能让人犯困。

饭后适量活动。吃完饭可以做点适量的活动，能使整个身体都兴奋起来。出门散散步也是不错的选择。

可以喝咖啡或功能性饮品，建议在早晨或上午喝，这样不容易影响晚上的睡眠。

餐后嗜睡是一种正常的生理现象，条件允许可以小憩15～20min。

第十节
肠胃消化不良怎么办？

许多消化系统的疾病（比如肠胃消化不良）和胃动力不足、消化酶相对不足有关，还和肠道蠕动功能紊乱、肠道菌群失调有直接的关系。患者主要有上腹痛、上腹胀、早饱、嗳气、食欲不振、恶心、呕吐等，可单独或以一组症状出现，多是由不健康的饮食习惯造成的。常见的原因有纤维素摄入不足、吃得太快、饮食过量、饮酒过量、经常服用止痛药（如阿司匹林等），在精神紧张时进食或进食不习惯的食物也可引起。慢性持续性的消化不良可以是由精神因素引起的，也可以是由某种器质性疾病如慢性胃炎、胃及十二指肠溃疡、慢性肝炎等消耗性疾病引起的。轻微的消化不良可以通过生活习惯改变与调整饮食习惯来解决，严重的消化不良则需要尽快到医院请医生帮助处理。

一、胃肠消化不良的症状

食欲不振：患者食之无味，以致摄入食物明显减少。
恶心呕吐：胃气上逆所致。
上腹痛：多发生于餐后，或呈持续性进餐后加重。

二、防治胃肠消化不良的方法

三餐应该定时定量，过量饮食会造成消化酶相对不足导致胃酸分泌过多影响消化，不暴饮暴食，慢慢进食，细嚼慢咽。

用餐时心情放松，不要边做事边进食，避免过劳及精神紧张。压力过大的时候腹部供血会减少，会影响到消化酶的正常分泌。

避免吸烟、节制饮酒：吸烟可使胃部血管收缩，减少胃部血液供应，同时抑制胃黏液的分泌，加重胃黏膜损害，吸烟可使幽门关闭不全，引起碱性胆汁反流入胃，破坏胃黏膜屏障，使胃黏膜防御功能降低而诱发胃病，因此，应当戒烟。长期或一次大量饮用烈性酒，能直接破坏胃黏膜屏障，引起胃黏膜充血、水肿、糜烂，甚至出血。因此，禁止大量饮白酒或酗酒。

饮食调养：饮食应以温、软、淡、素、鲜为宜。少吃辛辣刺激性的食物和难以消化的食物，低脂饮食，少吃酸辣油炸干硬和黏性大的食物，不要喝太多碳酸饮料，包括汽水。

进食温度适宜：饮食的温度以"不烫不凉"为度，即一般保持在 40～50℃为宜。过冷饮食，使胃黏膜血管收缩，胃黏膜血流量减少，影响胃的功能，引起消化不良，同时过冷饮食还能刺激胃蠕动增强，甚至产生胃痉挛。过热饮食，能烫伤胃黏膜，使胃黏膜保护作用降低，还能使胃黏膜血管扩张，可导致胃黏膜出血。

进食高纤维食物时，应按步骤有计划地增加纤维的摄入，以免造成不适或胀气。

饮水择时：饭前、饭后大量饮水，可冲淡胃液，稀释胃酸，使胃的化学性消化作用及胃酸的杀灭细菌作用大为降低。因此，应避免饭前、饭后大量饮水。

合理运动：可以经常参加体育锻炼，体育锻炼有助于促进消化，有助于减少很多消化方面的问题。但饭后立即进行剧烈活动，直接影响胃肠的血液供应，导致消化不良，因此，进食后应至少半小时到一小时再进行剧烈活动。

药物治疗：肠胃消化不良可以应用药物进行治疗，例如根除幽门螺杆菌、保护胃黏膜、改善胃肠道动力的药物，常用的药物有奥美拉唑、兰索拉唑以及克拉霉素，还有铝碳酸镁片，以及莫沙必利、双歧杆菌活菌胶囊、双歧杆菌三联活菌散等。如口服药物仍不见缓解，可以考虑进行胃肠镜的检查，进一步协助诊治。也可以使用中药对肠胃消化不良进行治疗和干预，常见的有四磨汤、柴胡疏肝散以及参苓白术散等，这些药物应该在中医师辨证指导下进行口服。

第十一节
痔疮那些事

一、痔疮的概念

痔疮是一种十分常见的疾病。痔疮有广义和狭义的区分，广义的痔疮是指肛门直肠部位所有疾病的总称。而狭义的痔疮仅仅是指内痔、外痔、混合痔，又称为"痔病"。由于肛门直肠局部的组织结构、人们的生活习性等缘故，痔病好发于20岁以上的成年人，儿童很少发病。它的发病原理是由于直肠末端黏膜下和肛管皮肤下的肛垫发生了下移、充血，同时扩大曲张的静脉团发生了肿胀，在大便排出过程的摩擦下引起直肠末端黏膜糜烂而发生了出血。

二、痔病发作的原因

无节制地大量饮酒，嗜食辛辣食物，不仅会使肛门部有灼热感，并且灼热感还会逐渐加重，而且会导致直肠肛门部位的血管过度扩张，引起痔病的发作。因为辣椒类食物、酒类都会对直肠黏膜有直接的刺激作用，最明显的表现就是局部的充血，出现肛门直肠下段部位的肿胀、疼痛和出血，这时解大便就会导致肛门部有灼热感、疼痛感，鲜血点滴而下，甚至喷射而出，严重的还会发生痔核脱出，不能回纳。

与痔疮急性发作相关的重要因素还包括：既往痔疮发作史、年龄<50岁、既往肛裂史、不良职业习惯、便秘、过度劳累等近期发生的异常情况。尤其是既往有痔疮史的患者，辛辣饮食、饮酒、便秘都是痔疮急性发作的危险因素。

三、痔病的分度

Ⅰ度是指解大便时带血、滴血，便后出血可自行停止，无痔核脱出。

Ⅱ度是指常有便血，解大便时有痔核脱出，便后可自行还纳于肛内。

Ⅲ度是指可有便血，解大便时或长期站立、咳嗽、劳累、负重时有痔核脱出，脱出后不能自行还纳，需要用手帮助才能还纳。

Ⅳ度是指可有便血，痔核持续脱出或还纳后易脱出。

由于痔病的解剖特点，发病有其顽固性。加之人们的饮食有时也会难以控制，痔病往往会再次发作。所以，治疗痔病非常强调个体的重要性，尤其是日常生活的保健。

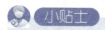

生活中应如何预防痔疮？

1. 良好的习惯

便秘和腹泻都是痔疮的"导火索"。腹泻蹲厕的次数会增加，腹泻多是由肠炎造成的，长期慢性炎症的刺激会造成肛门直肠局部血管变脆弹性下降，肛垫下移形成痔疮。为了防止便秘保持大便畅通，每天要定时排便。喝茶不宜太浓。每天清洗肛门、坐浴可以有效地预防痔疮复发，但是水温过高和过低都不利于痔疮的治疗，40~45℃的水温能促进局部血液循环。另外，坐浴一般都是下蹲姿势，所以每次不要超过10min。否则可能会加重痔疮，如果是手术后还会影响愈合。

2. 健康的膳食

患痔疮的人平时应少食或不食辣椒、生葱蒜、胡椒、芥末、姜等辛辣刺激性食物，而应多食纤维素丰富的糙米、玉米、粗麦面粉、薯类及各种茎叶等新鲜蔬菜和水果。

3. 合理的运动

平时坐着工作的人应避免长时间坐着不动，每隔1~2h要活动一下身体。提肛和穴位按摩是痔疮自我防治的有效方法。

4. 及时的检查

痔疮表现为无痛滴鲜血或喷血,但肛裂、直肠息肉、直肠癌、直肠溃疡也可能会出鲜血,临床必须加以鉴别。肛裂是疼痛合并出血,息肉出血量少;低位直肠癌会伴黏液,同时血会残留肠腔;直肠溃疡会伴下坠、里急后重。若发现肛门内肿物较硬、大便困难、进行性消瘦,应及时去医院检查,以防癌变。痔核出现梗阻或反复出血时,应考虑手术治疗。

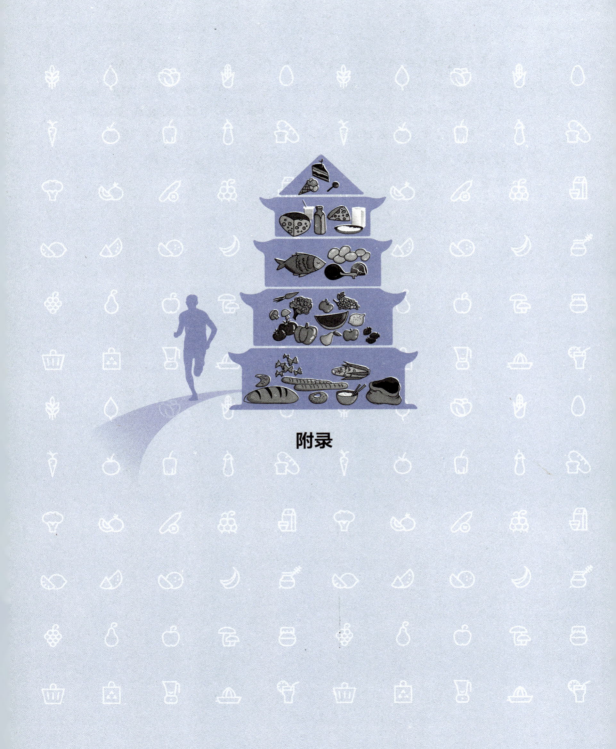

附录

富含膳食纤维的食物列表

食物种类	食物名称
叶菜类	青葱、空心菜、白薯叶、油菜、芥蓝、苋菜、芹菜、雪里蕻、萝卜缨、菠菜、茼蒿、茴香、甘蓝、大白菜、小白菜、圆白菜、菜花、鸡毛菜、奶白菜、娃娃菜、苦菜、甜菜叶、香菜、荠菜、生菜、油麦菜、菊苣等
瓜茄类	苦瓜、冬瓜、茄子、丝瓜、南瓜、黄瓜、番茄、菜瓜、佛手瓜、金瓜、蛇瓜、西葫芦等
鲜豆类	豆角、豇豆、扁豆、菜豆、四季豆、荷兰豆、毛豆、豌豆（鲜）、芸豆、黄豆芽、绿豆芽、黑豆苗、豌豆苗等
干豆类	黑豆、大豆（黄豆）、蚕豆、红小豆、绿豆、小扁豆、豌豆等
根茎类	胡萝卜、大蒜头、萝卜、芥菜头、甜菜根、豆薯、山药、芋头、莲藕、白薯、红薯、马铃薯（土豆）、木薯、洋葱等
谷类	大麦、大麦粉、玉米面、玉米、全麦粉、高粱米、燕麦、小米、糙米、藜麦、荞麦、黑米、青稞、大黄米、小黄米、薏米等
水果类	木瓜、苹果、梨、桃、李子、杏、枣、樱桃、葡萄、石榴、柿子、桑葚、无花果、沙棘、草莓、柑橘、柚子、橙子、桂圆、芒果、枇杷、橄榄、杨梅、人参果、杨桃、火龙果、猕猴桃、香蕉、山竹、西瓜等
菌藻类	木耳、银耳、草菇、冬菇、香菇、猴头菇、金针菇、口蘑、平菇、松蘑、榛蘑、羊肚菌、鸡腿菇、茶树菇、鸡油菌、牛肝菌、杏鲍菇、竹荪、发菜、海带、紫菜、苔菜、裙带菜等

参考文献

[1] 朱大年，王庭槐.生理学.8版.北京：人民卫生出版社，2013.

[2] 于康.实用临床营养手册.北京：科学出版社，2010.

[3] 舒强，徐国成，鹿晓理.局部解剖学.北京：高等教育出版社，2013.

[4] 吕永利.人体形态科学.北京：科学出版社，2010.

[5] 陈孝平.外科学.北京：人民卫生出版社，2010.

[6] 吴国豪.实用临床营养学.上海：复旦大学出版社，2006.

[7] 李勇.营养与食品卫生学.北京：北京大学医学出版社，2005.

[8] L. Kathleen Mahan, Sylvia Escott-Stump, Janice L. Raymond. Krause营养诊疗学.杜寿玢，陈伟，译.北京：人民卫生出版社，2017.

[9] 胡敏，刘诗.肠易激综合征. 临床消化病杂志，2012，24（2）：103-104.

[10] 陈灏珠，林果为，王吉耀.实用内科学.14版.北京：人民卫生出版社，2013.

[11] 吴在德，吴肇汉.外科学.7版.北京：人民卫生出版社，2008.

[12] 葛可佑.中国营养科学全书.北京：人民卫生出版社，2004.